Das tut den
Knien *gut*

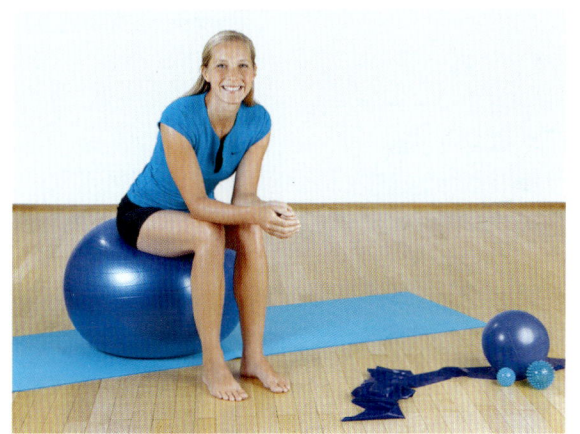

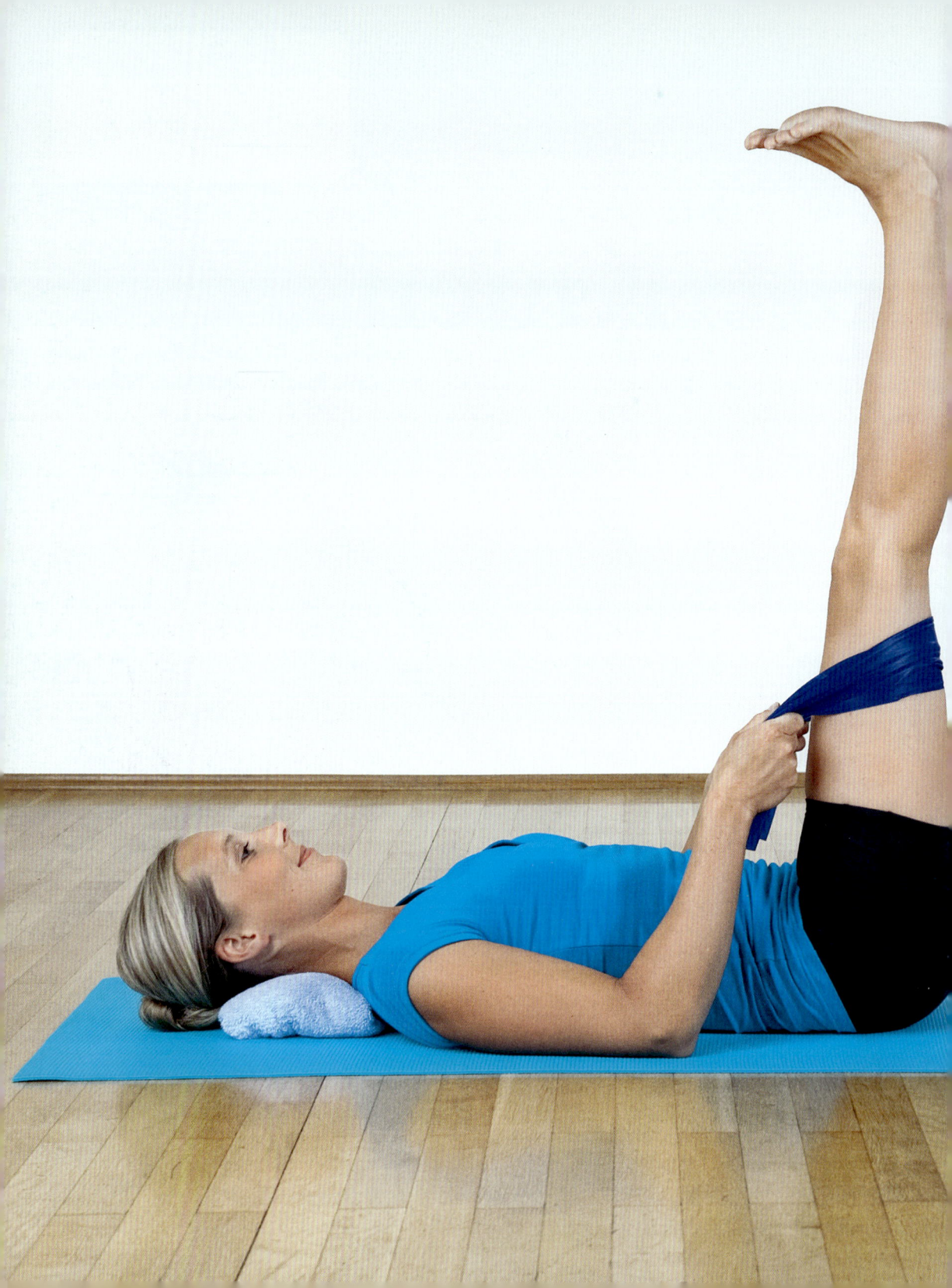

HEIKE HÖFLER

Das tut den

Knien *gut*

Vorbeugen,
stärken,
stabilisieren

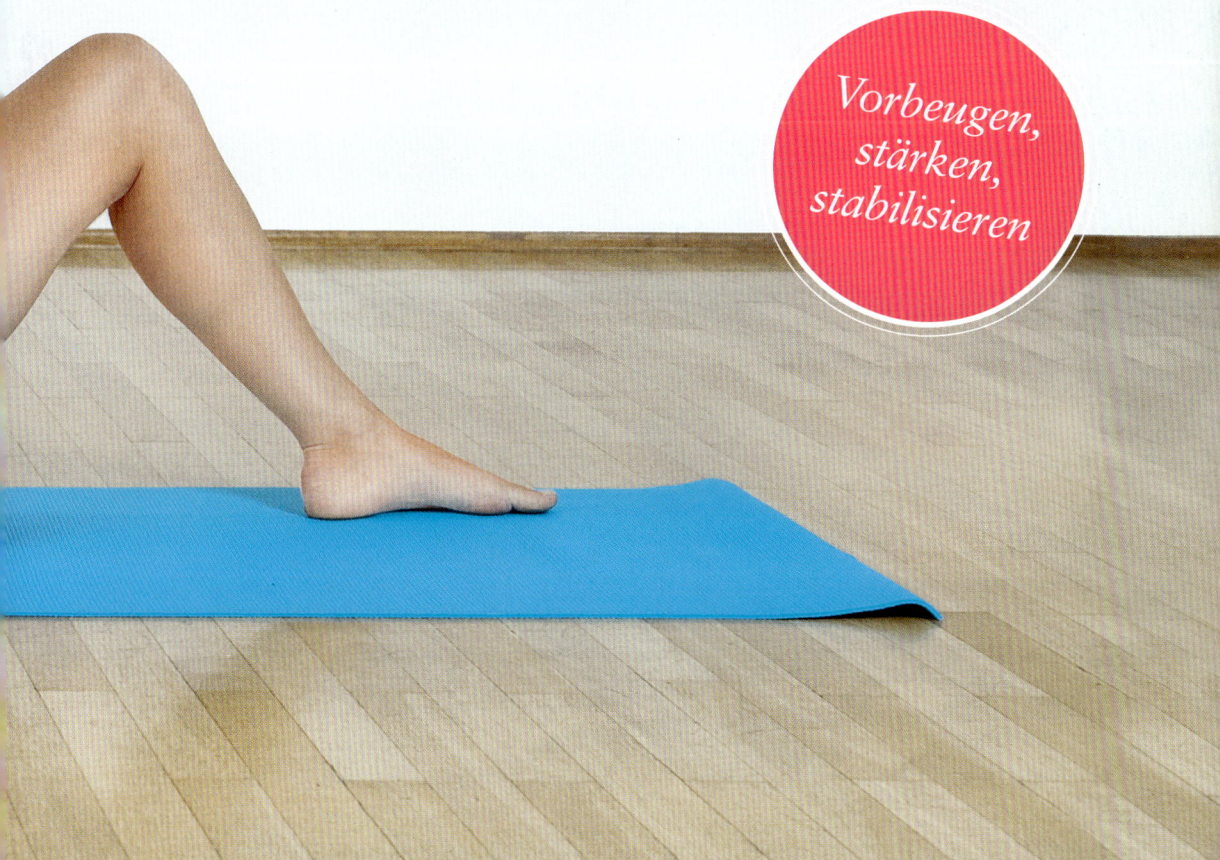

Was Sie in diesem Buch finden

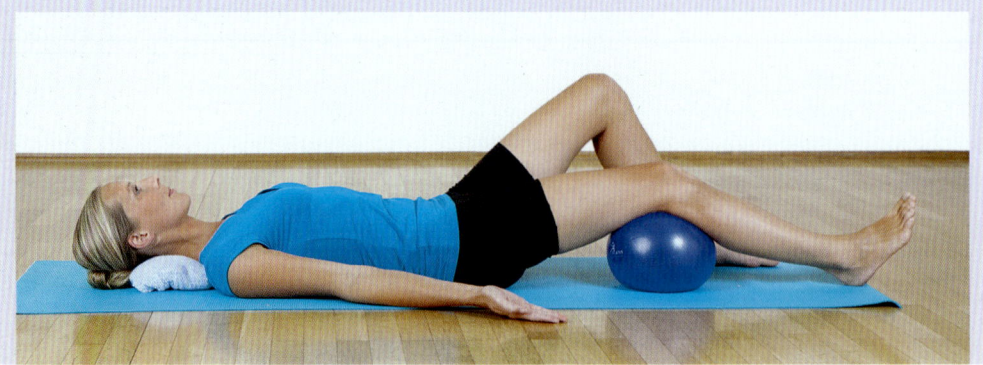

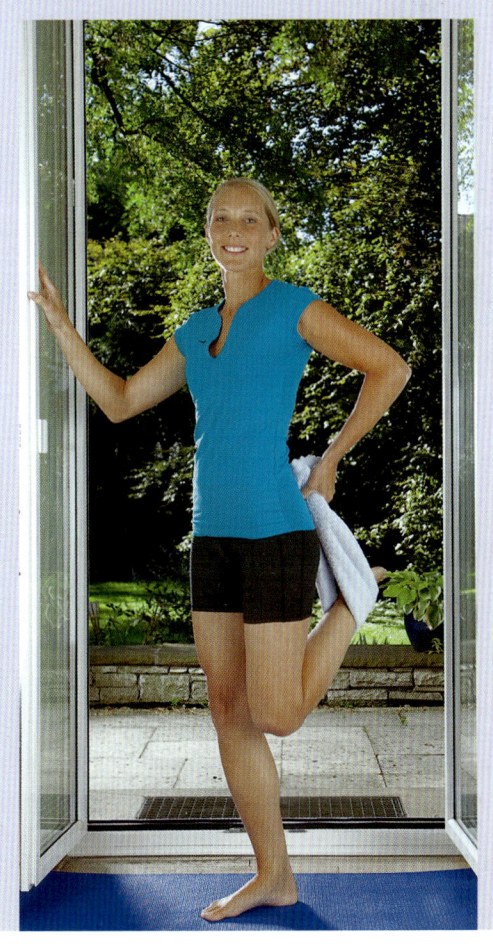

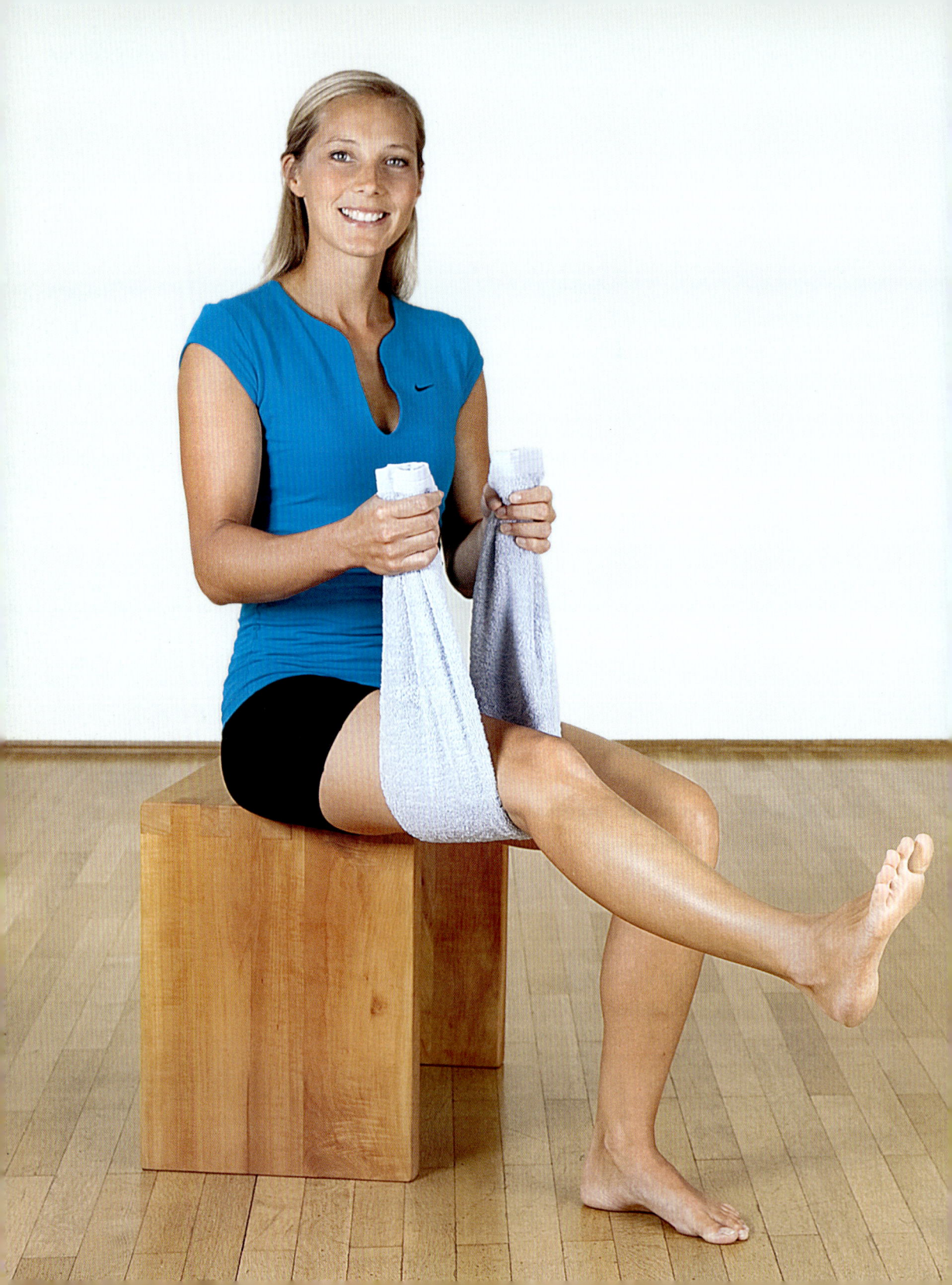

Aufbau und Funktion des Kniegelenks

Das Knie ist ein kleines Wunderwerk, das mit seinem ausgeklügelten Aufbau von Kniescheibe, Meniskus, Knorpel, Muskeln, Bändern und Sehnen hohe Belastungen aushält, aber andererseits auch sehr verschleiß- und verletzungsanfällig ist. Es trägt nicht nur unser Körpergewicht beim Gehen und Stehen, sondern auch beim Springen, Joggen usw. Bei jedem Schritt lastet etwa das Dreifache des Körpergewichts auf dem Kniegelenk!

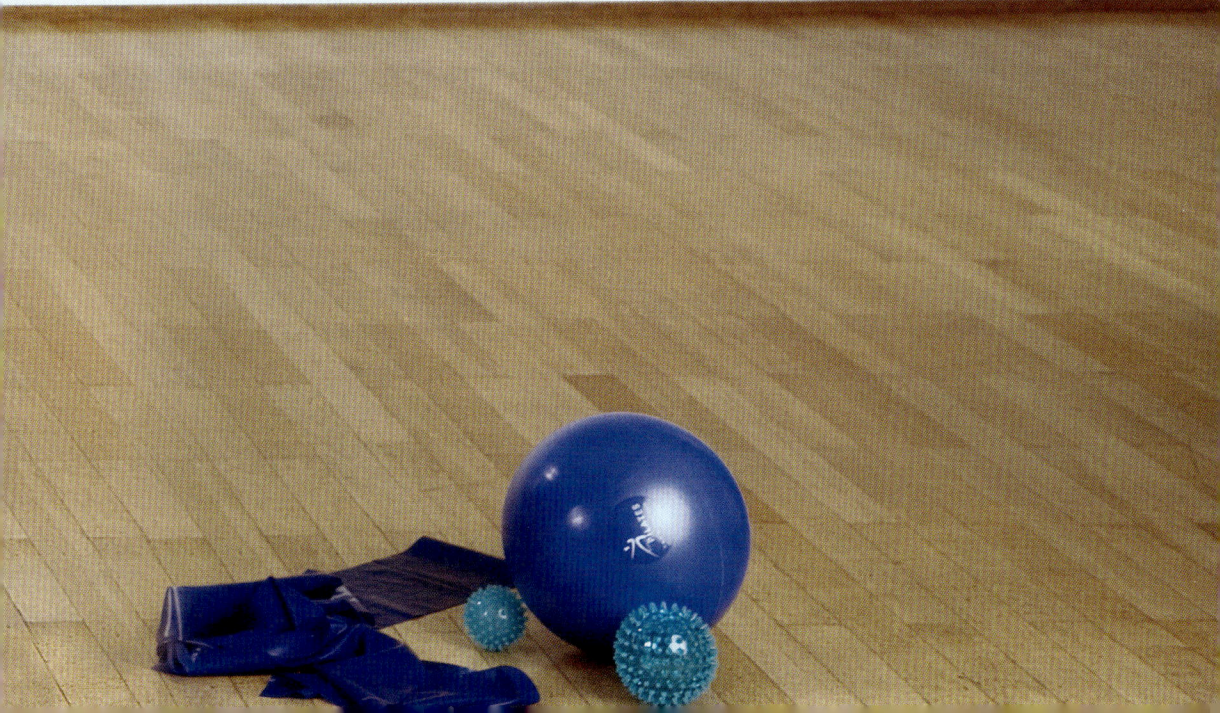

Schwer belastet – das Wunderwerk Kniegelenk

Kennen Sie das? Das Kniegelenk will nicht mehr so wie früher. Es »läuft nicht mehr wie geschmiert« oder es kommt zu Spannungsgefühlen und Steifigkeit im Gelenk. Zuerst pikst und knackt es ab und zu, dann schmerzt es beim Aufstehen, beim Treppenhinuntersteigen oder beim längeren Gehen und manchmal schwillt es sogar an. Dies sind die ersten Anzeichen einer Arthrose, d. h. einer Abnutzung des Gelenkes.

Stark beansprucht und empfindlich

Nach einer Quelle von Dr. Andreas Erber, Facharzt für Physikalische und Rehabilitative Medizin in Berlin, war kürzlich in »Ratgeber Wellness und Gesundheit« zu lesen: »Das Kniegelenk ist das am meisten belastete Gelenk des Körpers. Auf Schritt und Tritt muss es etwa das Dreifache des Körpergewichts abpuffern, Treppensteigen oder Joggen erhöhen den Wert auf das Fünffache.«
Oft spürt man die ersten Beschwerden schon ab 30. Sportwissenschaftler von der Sporthochschule Köln fanden heraus: »Etwa ab dem 50. Lebensjahr lässt sich nahezu bei jedem eine Arthrose (Gelenkverschleiß) im Knie nachweisen.«
Das Kniegelenk ist das größte und komplizierteste Gelenk im menschlichen Körper und durch die ständige Belastung im Alltag sehr verschleißanfällig. Jedoch auch die heutigen harten, geteerten Straßen begünstigen Knie-

gelenkbeschwerden. Während in den ersten 50 Lebensjahren häufiger Männer von Kniegelenkarthrosen betroffen sind, sind es ab 50 die Frauen.
Häufig entstehen Knieprobleme aber auch nach einem Unfall, z. B. beim Sport oder nachdem man das Gelenk überdreht hat. Das Knie ist ein Scharniergelenk, das auch Dreh-, Verschiebe- und Knickbewegungen zulässt. Es stellt die bewegliche Verbindung zwischen Oberschenkel und Unterschenkel dar. Drei Knochen, Muskeln, Bändern, Sehnen, Gelenkkapsel, Knorpel und Menisken bilden das Gerüst des Kniegelenks und sorgen in einem komplexen Zusammenspiel für Stabilität und Beweglichkeit.
Eine falsche Bewegung, eine unerwartete Drehung oder etwa ein Stoß oder Sturz kann das feine System schädigen. Viele Sportarten, wie Fußball, Tennis, Skifahren oder Kampfkünste, belasten es extrem.

Besser trainieren als operieren

Knieprobleme sind in den letzten Jahren zu einer Volkskrankheit geworden – Tendenz steigend. Fünf bis zehn Millionen Menschen klagen über Schmerzen, Knirschen oder Instabilität in diesem besonderen Gelenk des menschlichen Körpers, das zwei lange Hebel miteinander verbindet.
Die Zahl der Knieoperationen steigt ständig, dabei sind laut einer Studie der Gmündener

Ersatzkasse 40 Prozent der Betroffenen mit dem Operationsergebnis unzufrieden. »Neun Monate nach der Operation klagten viele noch über Schmerzen und eingeschränkte Beweglichkeit.«

An eine Operation sollte man erst dann denken, wenn alle anderen, sanften Heilmöglichkeiten ausgeschöpft wurden.

Die wichtigste Möglichkeit, das Knie und seine Strukturen wie Knorpel, Bänder und Menisken zu schützen, gesund zu erhalten oder zu therapieren, sind aktive Bewegungsübungen, die die Kniemuskulatur aufbauen und für eine gute Ernährung des Knorpels sorgen. Nur durch die Bewegung wird der Knorpel ernährt und aufgebaut und wird Gelenkflüssigkeit gebildet. Das antrainierte »Muskelkorsett« entlastet das Knie in jeder Bewegungs- und Arbeitsphase.

Es wird dadurch auch weniger anfällig für Verletzungen. Viele Unfälle sind auf Unachtsamkeit, gepaart mit zu schwachen Muskeln, un-elastischen Sehnen und Bändern, zurückzuführen. Wenn diese gut trainiert sind, können sie einen Sturz, ein Umknicken etc. ohne schlimme Folgen wegstecken.

Übungsprogramme für gesunde Knie

In diesem Buch werden Ihnen die besten und wirkungsvollsten Übungen gezeigt, wie Sie schon früh beginnen können, etwas gegen den Knorpel- und Gelenkverschleiß zu tun. Das Ziel der speziellen, erprobten Übungsprogramme besteht im Aufbau der Beinmuskulatur, die das Kniegelenk stabilisiert und auch für die Ernährung des Knorpels sorgt.

Auch Dehnungsübungen sind dabei wichtig, denn nur ein gedehnter Muskel bleibt elastisch und ist weniger verletzungsanfällig. Dabei werden automatisch auch die Sehnen und Bänder trainiert, damit diese gleichfalls elastisch und trotzdem stabil bleiben.

Ebenso sind kräftige, aber nicht verkürzte Oberschenkelmuskeln wichtig, da diese den schädlichen Druck auf das Knie abhalten.

Außerdem sind die Übungen sehr zu empfehlen, wenn schon ein Schaden besteht oder nach Knieoperationen. Bei akuten Schmerzen ist es besonders angeraten, die Übungen auf jeden Fall sehr regelmäßig auszuführen. Nach einer Operation sind sie ein wichtiger Beitrag zur Rehabilitation.

Mehr Wissen schützt

Je mehr Sie sich dieses Gelenk von innen, seinen Aufbau und seine Struktur, vorstellen und verstehen können, umso klarer werden Ihnen die Übungen und deren Wirksamkeit sein.

Was man versteht, macht man eher und regelmäßiger.

Sie erfahren, wie Sie sich im Alltag knieschonend verhalten können. Dies ist fast genauso wichtig wie die Übungen selbst.

Und nun wünsche ich Ihnen viel Spaß beim Üben. Üben Sie regelmäßig und mit Freude. Das Beste ist, wenn das Üben zum täglichen Ritual wird.

Ihre Heike Höfler

Der knöcherne Aufbau des Kniegelenks

Die Knochen des Kniegelenks bestehen aus dem unteren Teil des Oberschenkelknochens, dem oberen Teilen des Schienbeinknochens sowie der Kniescheibe.

Die tragenden Teile für das Kniegelenk bilden der Oberschenkelknochen mit zwei kräftigen Verdickungen bzw. Rollen am Ende, die jeweils eine runde Gelenkfläche *(Condylen)* bilden, die das Abrollen des Gelenkkopfes auf der darunterliegenden Gelenkpfanne des Schienbeins ermöglichen.

Die zu tragende Last wird vom Gelenkknorpel des Oberschenkelknochens auf die Gelenkpfanne des Schienbeins übertragen. Solange die Knorpelschicht gut erhalten ist, reiben die Knochenflächen nicht gegeneinander.

Der Oberschenkelknochen ist etwa drei Mal so groß wie der Schienbeinknochen. Ihre Gelenkflächen passen nicht genau aufeinander.

Deshalb sind außen und innen zwei Menisken eingelagert, die die Last auf die Gelenkoberflächen verteilen und Stöße abfedern.

Der Bewegungsradius

Die hauptsächliche Beuge- und Streckbewegung des Kniegelenks ist eine Roll-Gleit-Bewegung.

Beim Beugen des Knies rollen die Verdickungen des Oberschenkelknochens auf dem Unterschenkel nach hinten, etwa wie ein Rad über den Boden. Bei zunehmender Beugung geht diese Roll- in eine Gleitbewegung über. Man kann sich dies etwa so vorstellen, wie ein runder Stein über eine Eisfläche rutscht. In der Beugung ist auch eine minimale Drehung des Unterschenkels möglich.

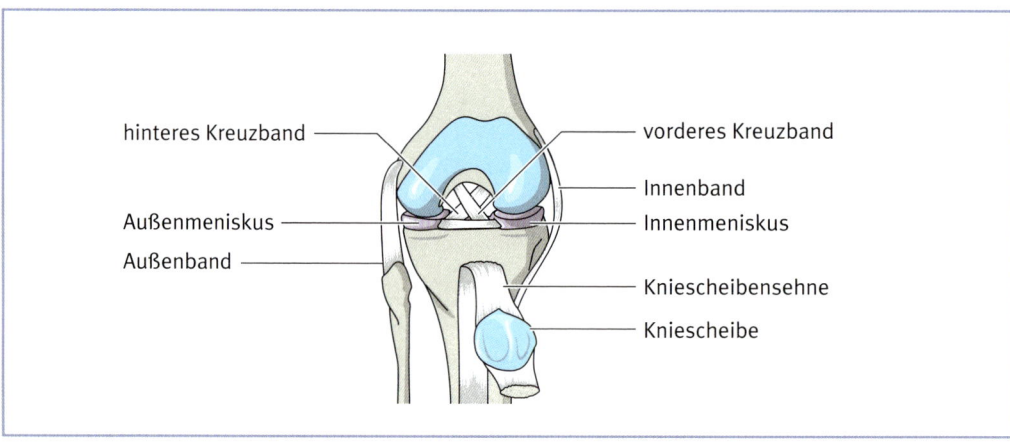

hinteres Kreuzband — vorderes Kreuzband — Innenband — Außenmeniskus — Innenmeniskus — Außenband — Kniescheibensehne — Kniescheibe

Der anatomische Aufbau des Kniegelenks von vorne gesehen. Kniescheibe und Kniescheibensehne sind hier zur besseren Sicht der inneren Strukturen nach vorne geklappt.

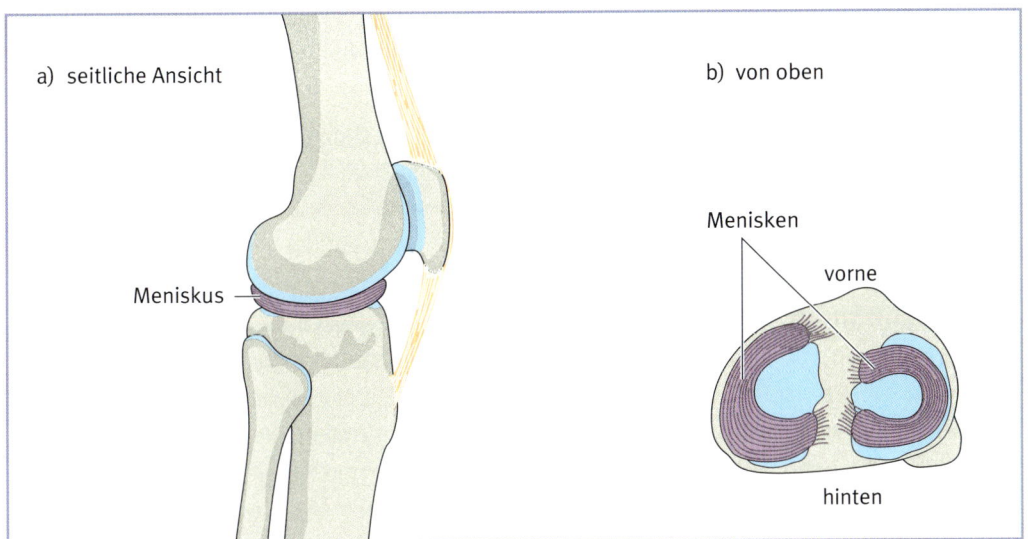

a) seitliche Ansicht

b) von oben

Menisken

vorne

Meniskus

hinten

Das Kniegelenk mit den Menisken von der Seite und im Querschnitt von oben.

Die Kniescheibe

Der dritte zum Kniegelenk gehörende Knochen ist die Kniescheibe. Sie liegt in einer Vertiefung zwischen den beiden Gelenkrollen des Oberschenkels und ist in die Sehne des vierköpfigen Oberschenkelmuskels eingelagert. Sie dient der reibungsarmen Kraftübertragung (wie ein Art Umlenkrolle) dieses Muskels auf das Schienbein beim Strecken des Knies und sie schützt wie ein Panzer die inneren Gelenkabschnitte. Ohne knöcherne Kniescheibe würde die Sehne des kräftigen Oberschenkelmuskels dauernd über den Knochen der Oberschenkelrolle ziehen und mit der Zeit aufgerieben werden. Die Kniescheibe gleitet bei jeder Beuge- und Streckbewegung im sogenannten Kniescheibengleitlager nach unten und nach oben. Um keine Reibung entstehen zu lassen und eine stoßdämpfende Pufferung zu ge-

währleisten, ist sie auf der Rückseite mit einer Gelenkknorpelschicht überzogen. Bei zunehmender Beugung kommt es zu einem erhöhten Druck auf die Kniescheibe und auch dem Kniescheiben-Oberschenkel-Gelenk. Die Kniescheibe und ihre Knorpelschicht müssen bei Stürzen, wie sie jeder zumindest aus der Kindheit kennt, viel aushalten.

Die Gelenkkapsel

Das Kniegelenk ist von einer Gelenkkapsel umschlossen, deren Innenhaut Gelenkflüssigkeit, auch Gelenkschmiere genannt, produziert. Sie ernährt den Knorpel und schmiert außerdem das Gelenk. Ohne sie geht gar nichts. Die Außenseite der Kapsel schützt das Gelenk und verleiht ihm zusätzliche Stabilität. Sie unterstützt die Seiten- und Kreuzbänder.

Die Bänder – elastisch und stabil

Zu den wichtigsten Bandverbindungen des Kniegelenks zählen die Seitenbänder und die Kreuzbänder.

Die Seitenbänder

Die Seitenbänder sind am Oberschenkel- und Unterschenkelknochen befestigt. Das äußere und innere Seitenband bilden die seitliche Begrenzung des Kniegelenks und der Gelenk-

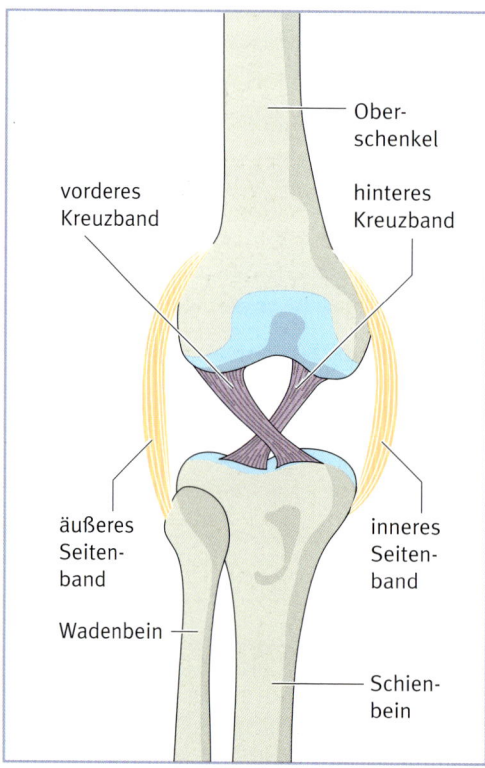

vorderes Kreuzband

hinteres Kreuzband

Ober-schenkel

äußeres Seiten-band

inneres Seiten-band

Wadenbein

Schien-bein

Die Kreuz- und Seitenbänder des Kniegelenks.

kapsel. Sie stabilisieren es in seitlicher Richtung, damit ein Wegknicken nach innen oder außen verhindert wird. Das Band an der Innenwand ist mit der äußeren Gelenkkapsel und mit dem Innenmeniskus verwachsen und weniger beweglich als das Außenband.
Die Seitenbänder sind nur bei voller Streckung, z. B. beim Stehen oder Gehen, angespannt. Mit zunehmender Beugung entspannen sie sich und das Kniegelenk wird für eine eingeschränkte Drehbewegung lockerer. Nur bei gebeugtem Knie kann der Unterschenkel nach innen und außen gedreht werden. Kommt es zu einer Überdehnung oder sogar zu einem Einreißen eines Seitenbandes, hat das Knie keinen genügenden seitlichen Halt und kann zur Seite wegrutschen.

Kreuzbänder

Die Kreuzbänder sitzen im zentralen Bereich des Kniegelenks und haben die Aufgabe, ein Verrenken bzw. Verschieben des Knies nach vorne und hinten zu sichern. Außerdem sind sie für die Stabilität des gebeugten Kniegelenks von herausragender Bedeutung. Auch sorgen sie dafür, dass nur eine begrenzte Drehung im Knie möglich ist.
Sie hemmen die Drehbewegung vor allem beim Einwärtsdrehen. Hierbei wickeln sie sich umeinander, wobei sich das vordere Kreuzband spannt. Bei der Auswärtsdrehung wickeln sie sich auseinander. Dadurch wird das

Knie bei maximaler Streckung leicht nach außen gedreht.

Weiterhin begrenzen sie die Streckung des Kniegelenks und bewahren es vor einer Überstreckung.

Sie ziehen sich bei einer Länge von je vier Zentimetern jeweils schräg nach unten und überkreuzen sich im rechten Winkel mitten im Kniegelenk in der Kreuzbandgrube. Sie bestehen aus straffen, kollagenen Faserzügen. Ihre Blutversorgung erhalten sie hauptsächlich durch eine kleine Schlagader *(Arteria genus media)*.

Das vordere Kreuzband

Das vordere Kreuzband, das als der wichtigste Stabilisator des Knies und als Zentralpfeiler gilt, setzt im vorderen mittleren Areal des Knies an, nämlich an der Innenseite der äußeren Oberschenkelrolle und verläuft bis zur Innenseite des Schienbeinkopfes, wo auch Faserzüge der beiden Menisken ansetzen. Es verläuft von oben/außen/hinten nach unten/innen/vorne, während das hintere von oben/innen/vorne nach unten/außen/hinten zieht. Das vordere Band verhindert das Vorschieben des Schienbeinknochens gegenüber dem Oberschenkel, was bei Verrenkungsbewegungen auftreten kann (Schubladen-Bewegung). Es spannt sich an, wenn der Unterschenkel nach vorne ausweichen will, das hintere Band dagegen, wenn es zu einer Belastung in die Gegenrichtung kommt.

Es hat etwa die Dicke eines Kugelschreibers und besitzt eine Reißfestigkeit von über 200 Kilogramm. Am häufigsten reißt es z. B. beim Skifahren oder wenn ein Fußballer mit leicht gedrehtem Fuß den Ball unter Spannung zu schießen versucht und vom Gegner blockiert wird. Ferner kann es bei Sportarten mit viel Drehung, schnellem Abbremsen oder Schlagbewegungen reißen. Verletzungen am vorderen Kreuzband kommen viel häufiger vor als am hinteren.

Das hintere Kreuzband

Das hintere Kreuzband hat die Gegenfunktion des vorderen Bandes und verhindert das Nachhintengleiten des Schienbeins gegenüber dem Oberschenkelknochen. Es verläuft von der innenseitigen Oberschenkelrolle zu einer etwas mehr nach außen und innen gelegenen Erhebung am Schienbeinkopf. Es wird viel seltener verletzt. Möglich wäre dies z. B. bei einer missglückten Landung nach einem Weitsprung mit durchgestreckten Beinen.

Die Operation von Bänderrissen

Bei Verletzungen der Kreuzbänder kommt es zu Bewegungsunsicherheit bei Rotationsbewegungen des Kniegelenks. Ist ein Band gerissen, wird es meistens durch ein Stück Kniescheibensehne ersetzt. Es lässt sich nicht gut nähen, weil die aufspleißenden Abrissenden nicht durchblutet sind. Univ. Doz. Dr. Robert Jaskulka schreibt dazu: »Im Wesentlichen ist nur ein zuführendes Blutgefäß für die Versorgung des Bandes mit Sauerstoff und Nährstoffen verantwortlich. Es ist daher leicht verständlich, dass bei einem Riss des Bandes ein großer Anteil sehr rasch zugrunde geht.«

Dämpfende Puffer – Menisken und Schleimbeutel

Die Gelenkflächen der Oberschenkelrolle und des Unterschenkels sind mit einer Knorpelschicht ausgekleidet, die als gleit- und druckübertragende Kontaktfläche dient. Beide Knochen passen nicht optimal zusammen – diese Ungleichheiten werden durch die Knorpelschicht und zwei halbmondförmige Scheiben aus elastischem faserigem Knorpel ausgeglichen: den Menisken. Letztere liegen an der Innen- und Außenseite und gleichen die Formunterschiede zwischen Ober- und Unterschenkel aus.

Wirkungsvolle Stoßdämpfer

Sie arbeiten wie Stoßdämpfer und sorgen bei Belastungen für eine gleichmäßige Druckverteilung im Kniegelenk. Indem sie eine vergrößerte Auflagefläche bilden, kann sich die Gesamtlast im Knie besser verteilen. Die Menisken dienen außen als Pufferring, der die Bewegungen zur Seite begrenzt und dadurch das System stabilisiert. Außerdem haben die Menisken die Aufgabe, die Gelenkflüssigkeit besser zu verteilen, sodass die Gelenke nicht aufeinander reiben.

Innen- und Außenmeniskus

Der halbmondförmige Innenmeniskus ist fest mit dem inneren Seitenband und fast über die gesamte Länge mit der Gelenkkapsel verwachsen, wodurch er in seiner Beweglichkeit eingeschränkt wird und infolgedessen verletzungsanfälliger ist. In der Mitte des Gelenks werden beide Menisken durch die Kreuzbänder getrennt.

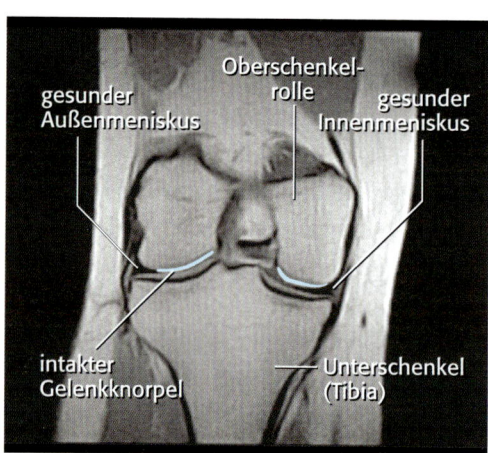 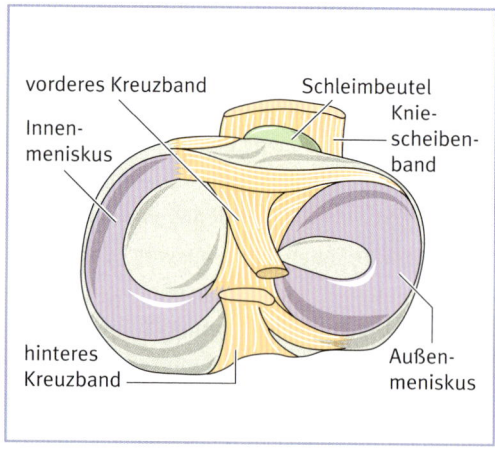

Außen- und Innenmenisken, Bänder und Knorpel von vorne und im Querschnitt von oben.

Der Außenmeniskus erscheint fast wie ein geschlossenes »C« und ist lediglich mit der Gelenkkapsel verwachsen. Deshalb ist er weniger anfällig für Verletzungen. Außerdem ist sein Volumen deutlich größer. Ernährt werden die Menisken hauptsächlich durch die Gelenkflüssigkeit und durch Diffusion (siehe Gelenkknorpel, Seite 17 ff.).

Schädigungen der Menisken

Im Laufe der Jahre oder nach hoher Beanspruchung (z. B. ständiges Arbeiten in der Hocke, alpines Skifahren oder Achsenfehlstellungen des Beines) kann es zu Verschleißerscheinungen kommen, sodass die Menisken abnutzen, unelastisch werden oder Risse entstehen. Häufig sind Meniskusschäden aber auch die Folge von Unfällen (Dreh-, Sturzverletzungen, z. B. beim Fußball oder Skifahren). Knieschmerzen können ein Zeichen für größere Rissbildung oder abgerissene Menisken sein. Das Knie kann auch stark anschwellen. Eine Meniskusschädigung löst häufig Schmerzen aus beim Aufstehen von einem (niedrigen) Stuhl, beim Liegen in Seitenlage oder beim Sitzen im Schneidersitz. Ein eingeklemmter oder beschädigter Meniskus hat oft zur Folge, dass man das Knie nicht mehr richtig strecken kann (dieses Symptom zählt zu den »Meniskuszeichen«).
Eine Verletzung oder Degeneration des Meniskus verkleinert die Knorpelfläche, wodurch das restliche Gewebe stärker strapaziert wird. Ob sich ein Meniskusschaden zurückbildet, hängt von der Lage der Verletzung ab, denn nur der äußere Bereich wird durch kleine Blutgefäße mit Blut versorgt. Der Meniskus selbst schmerzt nicht, da er keine Nerven enthält. Aber abgerissene Meniskusteilchen können die Gelenkkapsel reizen, die wiederum reich mit Nerven ausgestattet ist. Daher müssen sie unbedingt entfernt und Ränder geglättet werden, damit sich im Knie nichts verklemmt und der empfindliche Gelenkknorpel nicht abgescheuert wird. Gesundes Meniskusgewebe wird mit der glatten, milchig trüben Konsistenz eines Gummibärchens verglichen; in verschlissenem Stadium ist der Meniskus nicht mehr so elastisch und glatt.

Meniskusoperationen

Bei der Mehrzahl von Meniskusverletzungen kann der Riss nicht genäht und muss der verletzte Teil herausoperiert werden. Nähen kann man nur dann, wenn der Riss nahe am gut durchbluteten Ansatz aufgetreten ist. Während man früher häufig den gesamten Meniskus herausoperiert hat, wird heute nur so viel entfernt wie nötig, damit keine schadhaften, abgestorbenen Teile zurückbleiben. Denn der Patient war nach einer Entfernung des beschädigten Gewebes zwar relativ schnell schmerzfrei, aber langfristig entstand eine schmerzhafte, irreversible Arthrose. Deshalb versucht man heute, bei Beschwerden meniskuserhaltend zu operieren oder den Meniskus z. B. durch ein Implantat zu ersetzen.

Neue Implantate

In jüngster Zeit wurde das Collagene Meniskus Implantat (CMI) entwickelt. Es wird aus hoch gereinigtem tierischem Kollagen hergestellt und dient als Gerüst für körpereigene Stammzellen. Nach einer Teilentfernung des beschädigten Meniskusgewebes wird es arthroskopisch in das Kniegelenk eingebracht und an den kapselnahen Teil, der im Gelenk verblieben ist, angenäht. Innerhalb der nächsten Monate wachsen dann von den Rändern aus körpereigene Zellen in das Kollagengerüst ein, während gleichzeitig die tierischen Kollagenfasern nach und nach abgebaut werden.

Was den Menisken nützt und schadet

Um den Meniskus gesund zu erhalten oder um angegriffenes Gewebe wieder besser zu ernähren und zu durchbluten sowie nach Meniskusoperationen sind Übungen für das Kniegelenk sehr effektiv, die in entlasteter Lage erfolgen. Außerdem sollen die Muskeln

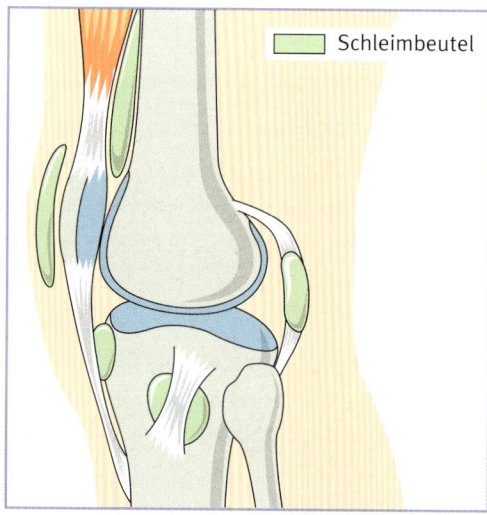

Schleimbeutel

Die Schleimbeutel schützen die Sehnen vor Reibung und Druck.

rund ums Kniegelenk gedehnt (damit sie elastisch werden/bleiben) und gekräftigt werden. Alle Übungsprogramme in diesem Buch sind sehr gut geeignet dafür.

Meniskusschädigend sind dagegen tiefe Kniebeugen, Gehen in der Hocke, Hürdensitz, Fersensitz, Lotussitz.

Die Schleimbeutel

Schleimbeutel sind ein Puffergewebe an Bereichen, wo Muskeln und Sehnen auf Knochen und Gelenke treffen. Die kleinen Säckchen sind mit Gelenkschmiere gefüllt und sollen Reibung und Druck abfangen. So setzen sie die Gefahr herab, dass Sehnen durchscheuern.

Ein Schlag, Stoß oder eine kniebelastende Tätigkeit, wie sie z. B. der Fliesenleger ausübt, können zu einer Überlastungsreaktion und einer Dauerreizung in den Knien führen. Durch andauernde Überlastung entsteht eine Entzündung und der Schleimbeutel bildet mehr Flüssigkeit und schwillt an. Das Knie schmerzt. Die vermehrte Flüssigkeitssammlung ist oftmals zu tasten, aber nicht immer von außen zu sehen.

Kältetherapie wirkt bei einer Schleimbeutelentzündung entzündungshemmend, abschwellend und schmerzlindernd. Das Gelenk sollte eine Zeit lang ruhiggestellt und gekühlt werden. Will der Schleimbeutel auch nach längerer Zeit nicht abschwellen oder füllt er sich immer wieder (chronisch), kann er auch operativ entfernt werden. An der Stelle bildet sich dann meist ein neuer.

Der Gelenkknorpel sorgt für reibungslose Funktion

Alle Gelenkflächen sind mit Knorpel überzogen, der für reibungsfreie Bewegung sorgt. Die Gelenkkapsel, die das Kniegelenk umgibt, ist mit einer Schleimhaut ausgekleidet, die die Kniegelenksflüssigkeit bzw. die Gelenkschmiere produziert.

presst, während in der Entlastungsphase die Nährstoffe mit der Gelenkschmiere im Gelenkspalt verteilt und in den Knorpel hineingewalkt werden. Man nennt dies »Knorpelpumpe«. Ungünstige dauernde Druckbelastung oder Bewegungsmangel verhindern das.

Die Gelenkschmiere

Von dieser Gelenkschmiere hängt viel ab, z. B. ob das Gelenk »wie geschmiert« läuft oder eher rau, holprig (etwa wie eine ungeölte Fahradkette).
Durch sie wird die dauernde Reibung der Knorpelflächen bei jeder Kniebewegung minimiert. Sie hält den Knorpel feucht und ist neben der Schmierung des Kniegelenks auch für die Ernährung des Knorpels von ausschlaggebender Bedeutung. Sie wird allein durch Kniebewegungen produziert. Bewegt man sich nicht, wird zu wenig von ihr produziert und der Knorpel trocknet aus.

Die »Knorpelpumpe«

Die Gelenkschmiere füllt den Gelenkspalt zwischen den beiden Knochen aus. Durch Bewegung bzw. den Wechsel von Belastung und Entlastung wird sie über den ganzen Knorpel verteilt und garantiert eine gute Versorgung der Knorpelzellen *(Chondrozyten)*. Verbrauchte Stoffe und Stoffwechselschlacken werden bei Belastung wie aus einem Schwamm herausge-

Der Knorpel

Der Knorpel lebt! Und dies, obwohl er als einziges Gewebe im Körper nicht durchblutet ist und auch keine Nervenfasern enthält. Der Knorpel ist ein Stützgewebe, das nur aus etwa zwei Prozent Knorpelzellen *(Chondrozyten)* und viel zellfreier Grundsubstanz *(Matrix)* besteht. Diese enthält vor allem Kollagenfasern, Wasser (ca. zwei Drittel der Knorpelmasse sind Wasser) und eiweißhaltige Zuckerbaustoffe *(Proteoglykane)*.
Während die Kollagene das Gerüst des Knorpels bilden, sind die Proteoglykane darin eingebettet. Letztere sind hyaluronsäurereiche Moleküle mit der speziellen Eigenschaft, Wasser anzusammeln, zu speichern und dieser Flüssigkeit eine hohe Zähigkeit und Elastizität zu verleihen. Aufgund ihrer großen Wasseraufnahme bewirken sie, dass die Knorpelmatrix zu einem gallertartigen, elastischen Knorpelgewebe aufquillt. Wie auf ein Seil gefädelt durchziehen sie das Bindegewebe und sorgen für die Ernährung des Kollagens.
Glucosamin ist ein Hauptbestandteil und Baustein der wasserbindenden Proteoglycane

und beeinflusst die von den Zellen produzierten Proteoglycanmenge. Es beschleunigt die Produktion von Kollagen und Proteoglycanen. Außerdem enthält die Knorpelmatrix Glycosaminoglycane, zu denen Hyaluronsäure, aber auch Chondroitinsulfat gehören.

Je besser es dieser Grundsubstanz geht, umso besser geht es dem Knorpel und folglich dem Gelenk und um so weniger kann eine Arthrose entstehen oder sich ausbreiten. Gerade auch der Wassergehalt spielt für den Knorpel eine bedeutende Rolle: Je höher er ist, umso besser ist er ernährt.

Das gesunde Knorpelgewebe

Im Kniegelenk finden sich vor allem der sogenannte hyaline, aber auch der Faser- und Bindegewebsknorpel (Gemisch aus kollagenem und hyalinem Knorpel). Der Knorpel erscheint im gesunden Zustand auf der Gelenkfläche glänzend, weißlich und glatt. Er ist von einem zarten Flüssigkeitsfilm überzogen. Beschädigter Knorpel ist dagegen ausgefranst und sieht aus wie eine Straße mit Schlaglöchern. Der Knorpel überzieht den Knochen überall und schützt vor allem seine oft überstrapazierten Gelenkflächen. Wenn er gut ernährt

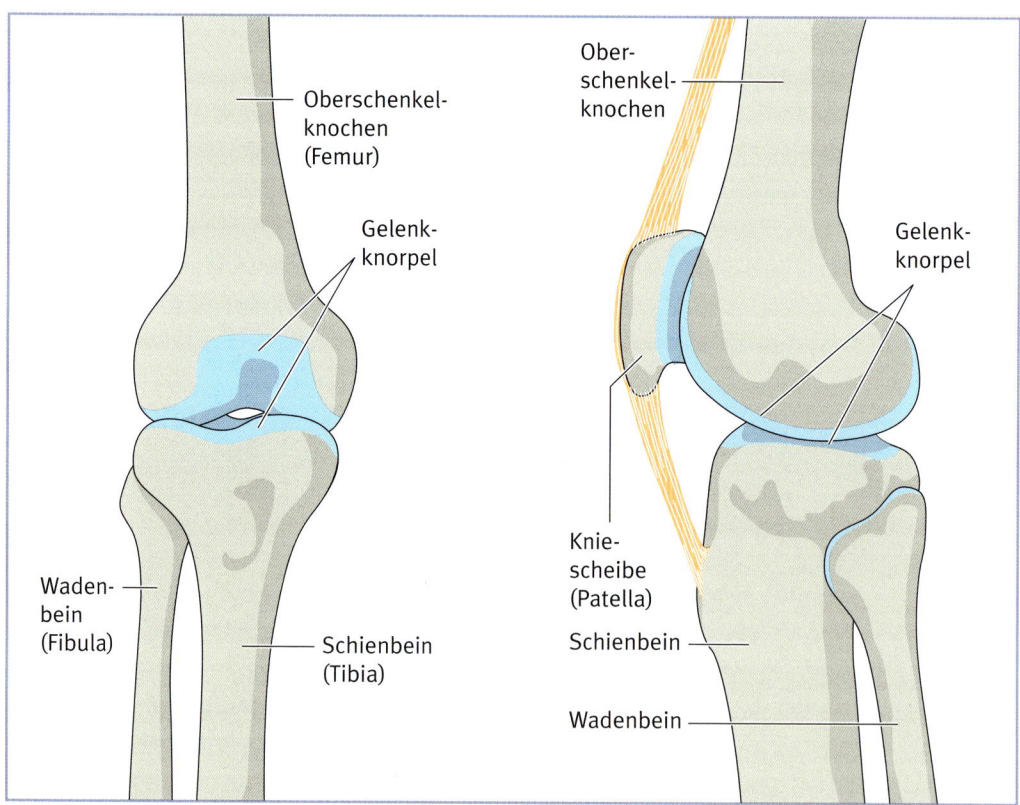

Das Knorpelgewebe des Kniegelenks von vorne (links) und von der Seite (rechts).

wird und gut erhalten ist, ermöglicht er ein fast reibungsloses Gleiten der Gelenkflächen, hält er die Kräfte aus, die von dem Oberschenkel- auf den Unterschenkelknochen übertragen werden, und wirkt als Stoßdämpfer für die darunterliegenden Knochen.

Fortschreitende Schädigung

Kommt es, z. B. durch eine abrupte Bewegung, zu einem Knorpelriss, wird die Knorpelgrundsubstanz aufgerissen. Die Folge ist eine Knorpelerweichung.

Ob diese fortschreitet, hängt davon ab, wie weit auch die Knorpelzellen beschädigt sind. Der Knorpel kann sich in diesem Stadium noch erholen; geschieht dies jedoch nicht, kommt es zum Verlust von Knorpelgewebe und es wird dünner. Dies kann nicht mehr rückgängig gemacht werden.

Es entsteht oft ein Knorpelkrater, der zu diesem Zeitpunkt noch nicht schmerzen muss! Im weiteren Verlauf bricht der Knorpel immer mehr auf, verliert zunehmend seine glatte Oberfläche und seine Gleitfähigkeit.

Schmerzhafte Entzündungen folgen

Wird der Knorpel dann vermehrt abgerieben, beginnt der Knochen zu reagieren. Es kommt zu Schmerzen und Entzündungen, denn auch die Gelenkinnenhaut wird durch die abgeriebenen Knorpelteilchen gereizt, entzündet sich und produziert mehr Gelenkflüssigkeit. Das Gelenk schwillt an, schmerzt, spannt und lässt sich nur noch eingeschränkt bewegen. Normalerweise ist in einem gesunden Gelenk

nur wenig Gelenkschmiere vorhanden (0,5– 2 ml). Kommt es zu einem Gelenkerguss, ist die Schmiere oft nur noch wässrig und in ihrer Funktion stark verschlechtert.

Was den Knorpel gesund hält

Der Knorpel unterliegt natürlich auch einem Alterungsprozess, wobei er härter wird und zur Auffaserung neigt. Leider kann der Körper stark abgenutzten Knorpel nicht reparieren. Man spricht dann von Arthrose. Aber wir können einiges dafür tun, um den Knorpel möglichst lange in einem guten Zustand zu erhalten. Ernährung (siehe Seite 29 ff.), Bewegung und gekräftigte sowie elastische Beinmuskeln (siehe Übungen ab Seite 44 ff.) spielen dabei eine herausragende Rolle.

Praktische Tipps

● Üben Sie ein gelenkschonendes Alltagsverhalten (siehe Seite 33 ff.).
● Bewegen Sie sich viel; denken Sie an die »Knorpelpumpe«.
● Schieben Sie regelmäßig kniefreundliche Übungen ein (kräftigend, dehnend, durchblutungsfördernd).
● Trinken Sie viel Wasser oder Tee.
● Vermeiden Sie Übergewicht, da dies den Knorpel bei jedem Schritt und auch im Stehen um ein Vielfaches höher belastet.
● Ernähren Sie sich vitalstoffreich.
● Ergänzen Sie Ihre Nahrung gegebenenfalls mit Zusatzstoffen, die Glucosamin und Chondroitin enthalten.

Kraft und Beweglichkeit – die Kniemuskulatur

Durch die Muskulatur um das Knie wird Bewegung erst möglich. Ganz wichtig dazuhin: Sie sichert die Stabilität des Gelenkes und entlastet alle anderen Bestandteile wie Knorpel, Bänder, Sehnen und Menisken.

Man unterscheidet vor allem die vordere Oberschenkelmuskulatur (Streckmuskulatur) und die hintere (Beugemuskulatur), weiterhin ist die Wadenmuskulatur von Bedeutung.

Die muskuläre Balance

Wichtig ist, ein Gleichgewicht zwischen diesen Muskelgruppen zu erhalten oder zu erzielen. Häufig sind jedoch die vorderen Oberschenkel- und auch die Wadenmuskeln verkürzt und verspannt. Zu jedem Muskel gibt es einen Gegenspieler. Der Gegenspieler

eines verkürzten Muskels ist immer abgeschwächt, das wäre in diesem Fall besonders die hintere (ischiokrurale) Oberschenkelmuskulatur. Diese muss deshalb vor allem gekräftigt, jedoch auch durch Dehnübungen geschmeidig gemacht werden. Bei der vorderen Oberschenkelmuskulatur steht die Dehnung im Vordergrund. Natürlich sind dann auch Kräftigungsübungen sinnvoll.

Eine verkürzte Muskulatur zieht am Gelenk; wenn sie durch Dehnung von der Überspannung gelöst und anschließend angenehm gekräftigt wird, bedeutet dies eine wertvolle Stabilisierung für das Gelenk und Schutz für die Bänder, sodass man auch nicht so schnell umknickt. Eine Muskelbalance herzustellen ist sehr wichtig, denn verkürzte Muskeln und schwache Gegenspieler reduzieren immer die Gelenkbeweglichkeit und verstärken die Verletzungsanfälligkeit. Dehnt man Muskeln regelmäßig, kann man dadurch eine höhere Elastizität der Muskulatur und eine größere Beweglichkeit des Gelenkes erreichen. Außerdem sind Bewegungsübungen in entlasteter Lage sehr empfehlenswert, um die Gelenkschmiere anzuregen. Dies ist für Knorpel und Menisken lebenswichtig.

Mein Rat

Die Entlastung und Stabilisierung der Gelenke durch kräftige und bewegliche Muskeln wird mit steigendem Lebensalter immer wichtiger. Das Fortschreiten von Schäden an Knorpel und Gelenken kann so wirksam aufgehalten und Beschwerden können verhindert oder gemildert werden. Und während »Reparaturen« am Kniegelenk fast nur durch Operationen möglich sind, funktioniert der Muskelaufbau durch gezieltes Training bis ins hohe Alter, wie Studien beweisen.

Die Streckmuskulatur (Extensoren)

Die Streckmuskeln oder Extensoren des Kniegelenks werden vor allem durch den vierköpfigen Schenkelmuskel (*M. quadriceps*) gebildet, der den ganzen Oberschenkelknochen vor vorne umfasst. Er stellt den stärksten und größten Muskel des menschlichen Körpers dar.

Außerdem zieht vorne der Schneidermuskel (*M. sartorius*) vom Darmbein des Beckens quer über den Oberschenkel bis zur Innenseite des Schienbeins. Dieser zählt jedoch zu den Kniebeugemuskeln. Während der Schenkelmuskel eine Streckung im Kniegelenk und Beugung im Hüftgelenk bewirkt, wirkt der Schneidermuskel auf Hüft- und Kniegelenk beugend und ermöglicht außerdem eine leichte Innendrehung. Diese Muskeln lassen das Spielbein beim Gehen vorwärtsschwingen. Ist der Schneidermuskel verkürzt, kann er übrigens das Becken nach vorne zerren, sodass ein Hohlkreuz entsteht.

Der Quadrizeps

Die vier Muskeln des Oberschenkelmuskels, auch häufig unter dem Namen »Quadrizeps«

bekannt, laufen alle vom Beckenknochen kommend über die Vorderseite des Oberschenkels und strahlen in eine gemeinsame Endsehne ein. Diese ist in die Kniescheibe eingelagert und am Schienbein festgewachsen. Die Spannung des äußeren bzw. inneren Teils dieses Muskels entscheidet, ob die Kniescheibe eher nach innen oder außen verlagert ist oder optimal in der Mitte liegt. Ist z. B. der innere Teil stärker, ist sie nach innen verlagert. In diesem Fall müsste der äußere Teil gestärkt werden.

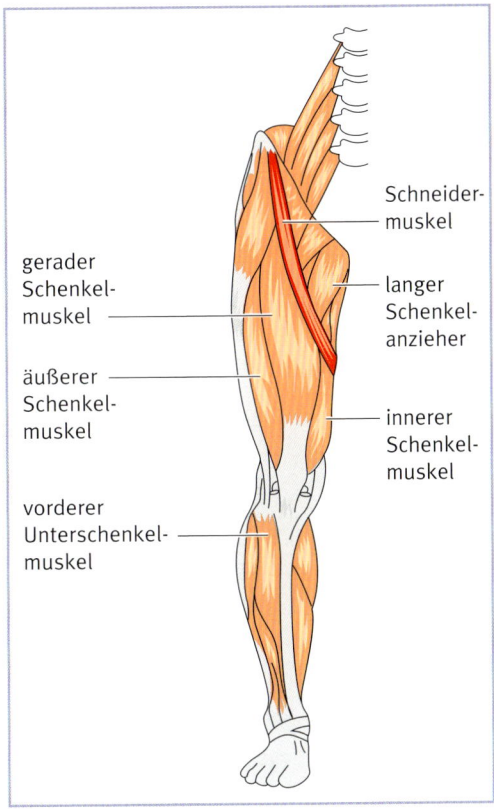

Der Schneidermuskel (rot) und weitere das Knie unterstützende Beinmuskeln.

Die Streckmuskeln des Beines	
Schneidermuskel *Musculus sartorius*	1
innerer Schenkelmuskel *Musculus vastus medialis*	2
gerader Oberschenkelmuskel *Musculus rectus femoris*	3
äußerer Schenkelmuskel *Musculus vastus lateralis*	4
vorderer Unterschenkelmuskel *Musculus tibialis anterior*	5

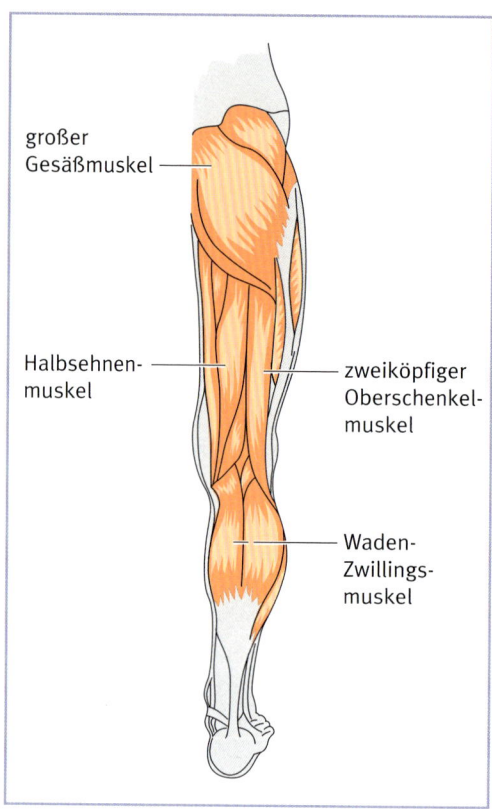

großer
Gesäßmuskel

Halbsehnen-
muskel

zweiköpfiger
Oberschenkel-
muskel

Waden-
Zwillings-
muskel

Die hintere Beinmuskulatur

Die Beugemuskulatur (Extensoren)

Die Beuger der Kniegelenks liegen hauptsächlich auf der Rückseite des Oberschenkels
und ziehen z. B. die Ferse in Richtung Gesäß.
Außerdem wirken sie auf das Hüftgelenk
streckend, sodass Sie z. B. das Bein gestreckt
nach hinten ziehen können.
Der innere Teil kann zudem den Unterschenkel
nach innen rollen (dies ist nur mit gebeugtem
Knie möglich).

Die Beuger verkürzen sich leicht
Die Kniebeugemuskeln sind die Gegenspieler
der kräftigen Streckmuskulatur auf der
Beinvorderseite und sind wesentlich schwä-
cher als diese. Sie neigen zur Verkürzung,
wodurch sie ziemlich verletzungsanfällig werden. Deshalb sollte diese Muskulatur regelmäßig gedehnt werden. Natürlich soll sie
dann auch auf gesunde Art und Weise gekräftigt werden.

Bei jeder Beinbewegung im Einsatz
Die vordere Streckmuskulatur, die eine Stre-
ckung des Unterschenkels im Kniegelenk be-
wirkt, ist sehr kräftig ausgebildet; sie ist etwa
drei Mal so stark wie die hintere.
Unwillkürlich werden diese Muskeln im Alltag
oft aktiviert, z. B. beim Beugen des Knie-
gelenks, aber auch beim Aufstehen aus dem
Sitzen, beim Gehen, Laufen, Steigen oder
Abspringen, ebenso beim Abfedern oder
Abbremsen des Oberkörpers bei gebeugten
Knien.

Die ischiocrurale Muskelgruppe stabilisiert das Kniegelenk
Die wichtigste Beugemuskulatur ist die soge-
nannte »ischiocrurale Muskelgruppe«, deren
drei Muskeln am Sitzbeinhöcker entspringen
und am Unterschenkel ansetzen.
Diese Muskelgruppe wirkt aktiv stabilisierend
auf das Kniegelenk und unterstützt auch das
vordere Kreuzband. Sie besteht auf den folgenden Einzelmuskeln:
- Plattsehnenmuskel (*M. semimembranosus*)
- Halbsehnenmuskel (*M. semitendinosus*)

- Zweiköpfiger Oberschenkelmuskel
  (M. biceps femoris)

Außerdem gehören zu der Kniebeugemuskulatur der Schneidermuskel *(M. sartorius)*, der auch schlanker Oberschenkelmuskel genannt wird, und der zweiköpfige Wadenmuskel *(M. gastrocnemius)*.

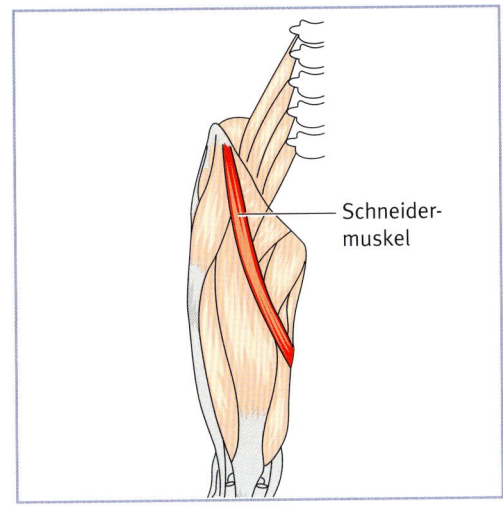

Die Drehmuskulatur des Oberschenkels

Der Schneidermuskel

Der Schneidermuskel ist mit seinen 50–60 cm Länge der längste Muskel unseres Körpers. Er zieht von der vorderen Darmbeinspitze über den vierköpfigen Schenkelmuskel *(Quadrizeps)* hinweg zur Innenseite des Kniegelenks und setzt dort am Schienbeinknochen an. Als zweigelenkiger Muskel kann er sowohl das Hüft- als auch das Kniegelenk beugen.

Der Zwillingswadenmuskel

Der zweiköpfige Zwillingswadenmuskel entspringt am unteren Teil des Oberschenkelknochens, überspannt das Kniegelenk und läuft in eine breite Endsehne, die Achillessehne, aus. Durch das Tragen von Schuhen mit erhöhten Absätzen ist er meistens verkürzt.

Die Drehmuskulatur

Hierzu gehören die »Einwärts- und Auswärtsdreher«. Für die Einwärtsdrehung des Kniegelenks sind auch der Halbsehnenmuskel, der Plattsehnenmuskel, der schlanke Oberschenkelmuskel, der Schneidermuskel sowie der Kniekehlenmuskel zuständig, die zu den Beugemuskeln gehören.

Die Auswärtsdrehung übernimmt der zweiköpfige Oberschenkelmuskel, der ebenfalls auf das Kniegelenk beugend, jedoch auf das Hüftgelenk streckend wirkt.

Das Knie kann nur in gebeugtem Zustand etwas gedreht werden, denn dann sind die Seitenbänder weniger angespannt.

Mein Rat

Drehbewegungen des Kniegelenks bei unzureichend ausgebildeter Muskulatur verursachen besonders häufig Verletzungen. Sportarten wie alpiner Skilauf oder Inlineskating sollten deshalb durch ein gutes Muskeltraining vorbereitet werden.

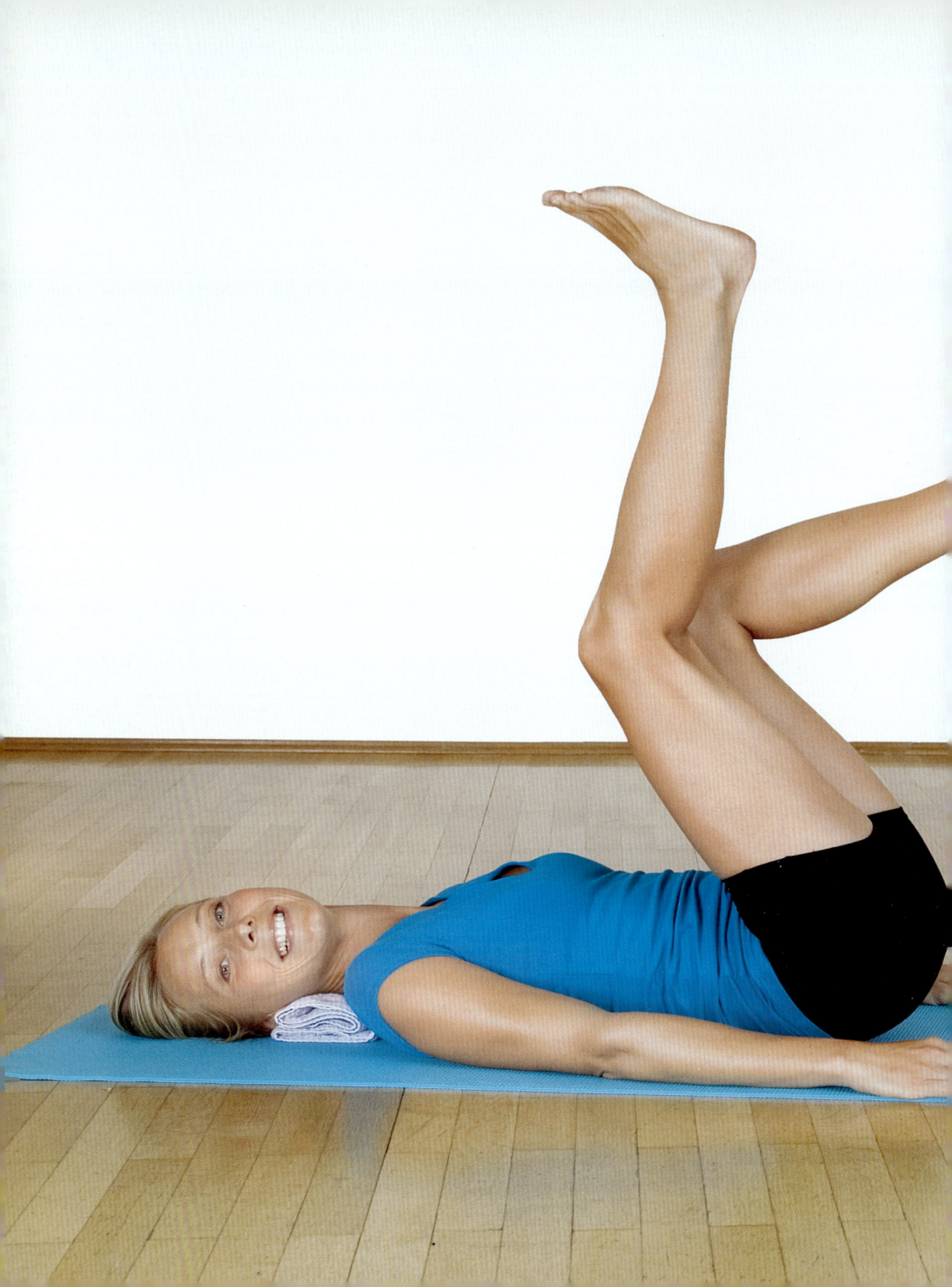

Der Kniearthrose wirksam vorbeugen

Die häufigste Krankheit der Kniegelenke ist Arthrose, eine Abnutzungs-

krankheit, die schleichend beginnt. Arthrose im Frühstadium kann auf-

gehalten werden durch gesunde Bewegung und Bewegungsübungen,

gelenkfreundliches Verhalten im Alltag, kombiniert mit einer gesunden

Ernährung, die auf die Gesunderhaltung der Knorpelsubstanz eingeht.

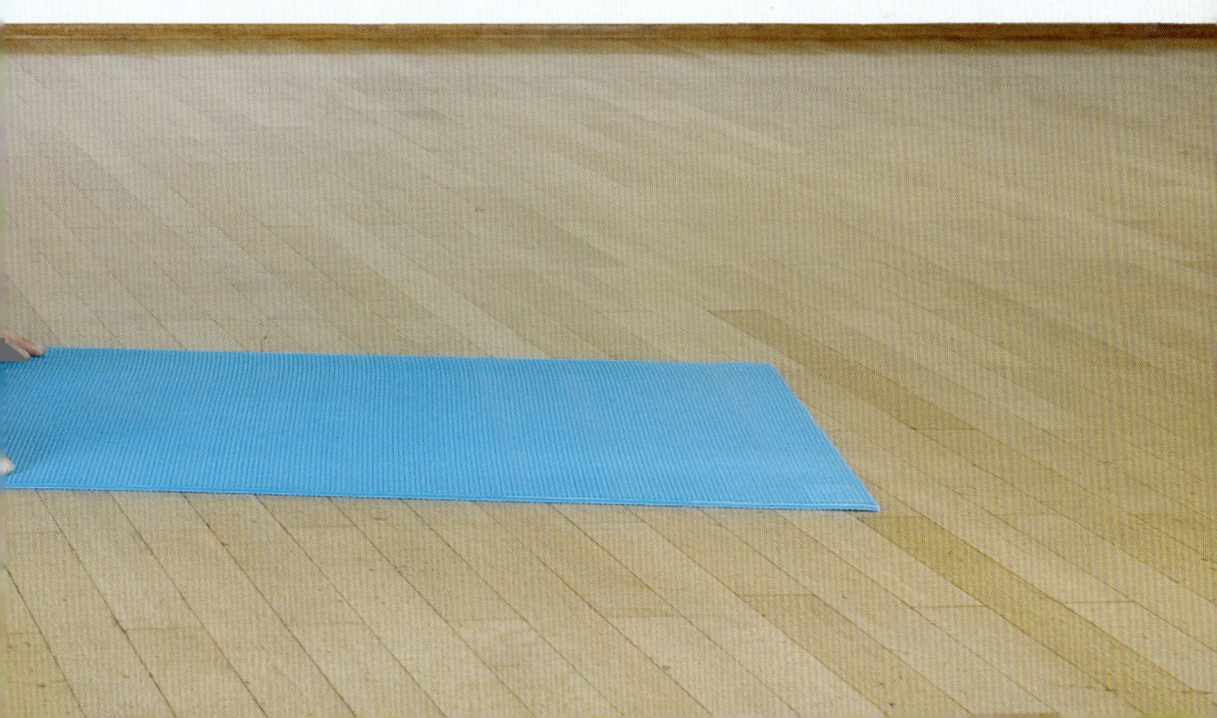

Arthrose – ein schleichender Verschleiß

Arthrose ist die häufigste Gelenkerkrankung weltweit. Damit ist eine Abnutzung, ein Verschleiß eines oder mehrerer Gelenke gemeint. Allein in Deutschland sind etwa 20 Millionen Menschen davon betroffen; Frauen drei Mal häufiger als Männer. Seit einigen Jahren werden die Menschen mit Gelenkproblemen immer jünger. Dies hängt sicher auch mit dem Freizeitverhalten zusammen, denn manche Sportarten belasten die Gelenke, vor allem die Knie, sehr heftig. Außerdem bewegen sich die (jungen) Menschen bedeutend weniger als früher, und zwar schon ab der Schulzeit. Alle Prozesse, die die Ernährung des Gelenkknorpels behindern, begünstigen eine (spätere) Arthrose. Hierzu zählen Überbelastung genauso wie Unterbelastung der Gelenke. In späteren Jahren verlangsamt sich dann noch der Stoffwechsel und der Knorpel kann nicht mehr so viel Wasser speichern, wodurch seine Ernährung beeinträchtigt wird.

Vorbeugung lohnt sich

Durch ein bewusstes Alltagsverhalten, Bewegung sowie Kräftigungs- und Dehnungsübungen kann jeder sehr viel gegen eine zu frühe Arthrose oder ein Fortschreiten bewirken. Auch alle natürlichen durchblutungsfördernden Maßnahmen wie Kneipp'sche Anwendungen wirken sich positiv aus.
Man hat schon viel gewonnen, wenn man das Fortschreiten der Arthrose stoppen oder hinauszögern, die Schmerzen lindern, eine Entzündung (die immer schädliche Stoffe freisetzt) heilen und die Funktion des Gelenkes verbessern oder erhalten kann.

Wie eine Arthrose entsteht

Arthrose ist eine chronisch degenerative Gelenkerkrankung, die langsam beginnt und sich häufig schleichend weiterentwickelt. Zunächst spürt man Anlaufschwierigkeiten nach längerem Sitzen, beim Aufstehen aus dem Bett oder ein Ziehen beim Treppensteigen. Bei feucht-kaltem Wetter treten die Beschwerden am ehesten auf, manchmal kommt es gar zu Reibegeräuschen. Diese können zwischen Ober- und Unterschenkel auftreten oder noch häufiger an der Kniescheibenrückfläche zur Oberschenkelrolle hin. Auch der Alterungsprozess spielt bei der Entstehung der Arthrose eine große Rolle.
Typische Erkrankungszeichen sind:
- Knirschende Geräusche
- Erwärmung oder/und Anschwellung des Gelenkes
- Bewegungseinschränkung
- Formveränderung des Gelenkes

Wer ist besonders gefährdet?
Fehlbelastungen (z. B. durch X- oder O-Beine), falsche und übermäßige Belastungen, Verletzungen (manche wurden vielleicht gar nicht

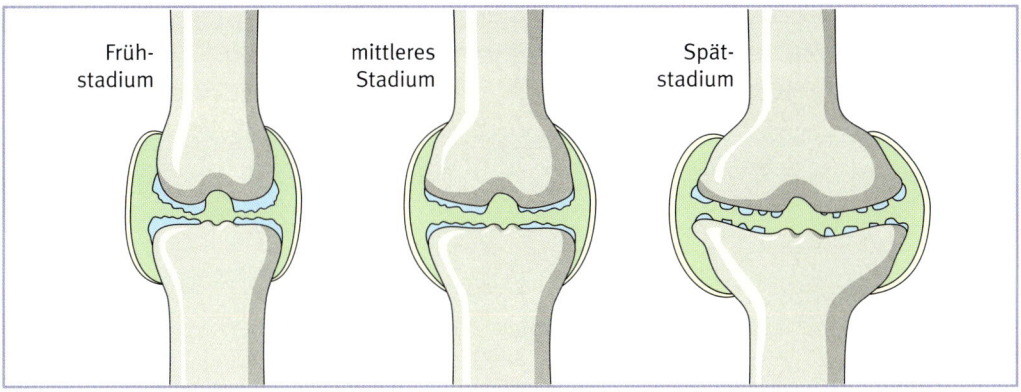

Die fortschreitenden Erkrankungsstadien bei Kniearthrose.

behandelt) können Auslöser für die Erkrankung sein. Aber auch Bewegungsmangel, schlechte Ernährungsgewohnheiten, Übergewicht oder eine jahrelange Einnahme von bestimmten Medikamenten können dabei eine Rolle spielen.

Manche Berufsgruppen haben ein besonders hohes Risiko für eine Kniearthrose wie Fliesenleger, Bauarbeiter und andere Arbeiter, die dauernd schwer schleppen und tragen müssen, Dachdecker oder Gärtner. Und auch Menschen, die zehn und mehr Stunden am Tag nur sitzen und sich wenig bewegen, sind gefährdet. Frauen nach der Menopause tragen ein höheres Risiko, denn ein niedriger Östrogenspiegel erhöht das Risiko einer Kniearthrose. Auch die Durchblutung vermindert sich und die Muskelmasse nimmt ab. Außerdem werden die Sehnen und Bänder unelastischer – der Zug auf das Gelenk nimmt zu. Durch schwache Muskeln ist es aber zu wenig stabilisiert. Das belastet den Knorpel zusätzlich.

Wie eine Arthrose verläuft

Erstes Stadium: Häufig beginnt eine Kniearthrose mit einer Schädigung der knorpeligen Menisken, die die Gelenkflächen dann nicht mehr genügend vor dem Druck des Körpergewichts schützen können. Der Knorpel weicht auf. Er verliert seine glatte glänzende Oberfläche und seine Elastizität. Seine Oberfläche raut auf und reißt ein; zuerst sind es nur kleine Risse. Einzelne Knorpelzellen sterben ab und das Knorpelgewebe wird dort dünner. Andere Stellen müssen dies ausgleichen und tragen eine höhere Belastung.

Um den fehlenden Knorpelschutz auszugleichen, verdichtet und verhärtet sich der Knochen, der unterhalb des erkrankten Knorpels liegt. In der Fachsprache heißt dies »subchondrale Sklerosierung«. Dies ist auch auf dem Röntgenbild zu erkennen.

Belastete Knorpelteilchen können sich vom Knochen ablösen, schwimmen dann in der

Gelenkflüssigkeit und wirken im Gelenk wie Sand im Getriebe. Dies kann schmerzhaft sein und reizt zudem die Gelenkschleimhaut zu Entzündungsreaktionen, die durch Flüssigkeitsproduktion den Schaden reparieren will (das Knie schwillt an). Dadurch werden Stoffe (Enzyme) freigesetzt, die den Knorpel weiter zersetzen. Es entsteht ein Teufelskreis. Es kommt zu Schwellungen, Bewegungseinschränkungen. Jeder Gelenkverschleiß beginnt mit Veränderungen am Gelenkknorpel. Sobald es zu Knochenveränderungen kommt, spricht man von Arthrose.

Zweites Stadium: Durch den verdünnten, rau gewordenen Gelenkknorpel erhöht sich die Belastung auf den Knochen, besonders an den Rändern der Gelenkfläche, immer mehr. Der Körper versucht das auszugleichen, indem er die Gelenkflächen vergrößert: An den Rändern der Gelenkflächen entstehen knöcherne Auswachsungen (Osteophyten), die die Gelenkbeweglichkeit weiter einschränken. Diese knöchernen Zacken führen zu einer Verbreiterung des Gelenkes und können bei bestimmten Bewegungen Schmerzen auslösen. Auch der Gelenkspalt wird kleiner. Die Rauigkeit des Knorpels wirkt wie eine Bürste, die den Knorpel der Gelenkfläche weiter zerstört. Während die Betroffenen im ersten Stadium meistens über Schmerzen im betroffenen Gelenk klagen, wenn dieses belastet wird, schmerzt das Gelenk im zweiten Stadium schon bei normalen und auch passiven Bewegungen, z. B. wenn der Arzt das Gelenk bewegt. Schmerzen aus aktiver Bewegung sind oft Muskelschmerzen und entstehen häufig

aus Muskelverspannungen. Diese sind im ersten Stadium aus Schonhaltungen entstanden, die die Betroffenen unbewusst einnehmen. Muskelverspannungen haben sich allmählich zu Muskelhärten entwickelt, wodurch der Zug der Sehnen am Knochen und in weiterer Folge der Druck auf das Gelenk zunehmen. Deshalb sind neben Kräftigungsübungen auch Dehnungsübungen in der Therapie und Vorbeugung ebenso wichtig. In diesem Stadium leiden die Betroffenen häufig unter Anlaufschmerzen, also unter Schmerzen zu Beginn einer Bewegung, die dann wieder nachlassen.

Drittes Stadium: Zwischen dem ersten und dem Spätstadium können viele, viele Jahre liegen. Der Gelenkknorpel ist in diesem Stadium nicht nur erkrankt und geschädigt, sondern vollständig abgerieben und verschwunden. Die darunterliegenden Knochen liegen frei und reiben direkt aufeinander. Man spricht von einer »Knochenglatze«. Der Gelenkspalt ist mittlerweile völlig verschlossen und der Knochen deformiert weiter. Im Bereich der Arthrose bilden sich häufig Zysten (flüssigkeitsgefüllte Hohlräume). Es kommt jetzt schon im Ruhezustand zu Schmerzen und die Bewegungseinschränkung hat sich vergrößert. Die Muskeln sind noch mehr verhärtet und verkürzt. Sehr häufig sind die Gelenke entzündet und geschwollen. Weil sich der Belastungsdruck auf die Gelenke verändert hat, nimmt man eine Schonhaltung ein, wodurch manche Muskeln abschwächen, andere noch mehr verspannen. Das Gelenk versteift immer mehr.

Die Ernährung für gesunde Kniegelenke

Das A und O für gesunde Kniegelenke sind gesunde Bewegungen, also nicht überbelastet und auch nicht unterbelastet. Jedoch gehört auch eine gesunde Ernährung dazu, um die Gelenke mit ihren Knorpeln, Gelenkflächen, Muskeln, Sehnen und Bändern gesund zu erhalten. Um Arthrose zu vermeiden oder aufzuhalten, sollte schon früh auf einige Punkte geachtet werden.

Den Gelenkknorpel schützen

Sie haben gelesen, wie entscheidend Bewegung für den Gelenkknorpel ist, damit dieser ernährt wird und durchsaftet bleibt. Jedoch ist es natürlich genauso wichtig, viel zu trinken, damit der Knorpel nicht austrocknet, und mit der Ernährung Stoffe aufzunehmen, die dem Knorpel guttun, ihn vor Schädigung schützen und ihm beim Aufbau unterstützen.
Schädigend wirken z. B. eine vermehrte Aufnahme von raffiniertem Zucker und ein hoher Fettsäurespiegel. Zusatzstoffe sind angebracht, wenn das Gelenk einer hohen alltäglichen Belastung ausgesetzt oder schon ein wenig geschädigt ist.

Antioxidanzien

Im Rahmen von Stoffwechselprozessen, wie sie dauernd in unserem Körper ablaufen, wenn Sauerstoff mit Nährstoffen verbrannt wird, entstehen sogenannte freie Radikale. Auch äußere Einflüsse wie UV- oder Röntgenstrahlen, Zigarettenrauch, Stress lassen sie vermehrt entstehen. Sie können dann die Oberhand gewinnen, wenn Infekte oder Entzündungen sich in unserem Körper ausbreiten oder wenn Sie unter körperlicher oder geistiger Belastung stehen.
Freie Radikale sind aggressive Molekülreste, die gesunde Zellen angreifen und schädigen. Sie greifen die Zellmembran an, zerstören Eiweißstrukturen wie Kollagenfasern, die für geschmeidige Gelenke und ebenso die Haut wichtig sind.
Antioxidanzien können die freien Radikale neutralisieren, unschädlich machen und das Fortschreiten einer Krankheit verzögern. Besonders bei Entzündungen entstehen große Mengen dieser aggressiven Sauerstoffradikale, die das gesunde Gewebe angreifen und Gelenkknorpel zerstören. Die Entzündungsreaktion vermehrt diese zerstörenden Stoffe noch, sodass noch mehr freie Radikale freigesetzt werden (Kettenreaktion).

Abwehr gegen freie Radikale
Antioxidanzien schützen den Knorpel vorbeugend und sind äußerst wichtig bei schon aufgetretenem Knorpelschaden und vor allem bei Entzündungen.
Als schlagkräftiges Dreiergespann gelten die Vitamine A, C und E, aber auch das Co-Enzym Q10 hat eine große Bedeutung. Außerdem ge-

hören die Spurenelemente Selen, Zink, Kupfer, Bor und Mangan zu den Radikalenfängern sowie die große Gruppe der Polyphenole.
Sie können leicht über die Ernährung aufgenommen werden (vollreifes Obst, Gemüse, Pflanzenöle, Nüsse, getrocknete Früchte etc.) In Belastungssituationen oder bei Entzündungen, wenn freie Radikale im Übermaß entstehen, ist es empfehlenswert, ihre Zufuhr zu vermehren.

Radikalenfänger Phenole

Auch dem Rotwein wird (in geringen Mengen) aufgrund der Phenole eine antioxidative Wirkung zugesprochen. Phenole kommen in Traubenschalen und Kernen vor, sodass roter Traubensaft ebenfalls diese schützenden Phenole enthält. Beim Weißwein werden dagegen die Schalen nicht mit verarbeitet.
Wissenschaftliche Studien belegen außerdem die antioxidative Wirkung der Phenole aus der Kakaobohne.

Glucosamin

Glucosamin ist eine Vorstufe der Glucosaminoglycane und ist beteiligt am Aufbau von Knorpel und Gelenkflüssigkeit. Der Knorpel besteht aus Knorpelzellen (Chondrozyten) und der Grundsubstanz, die wiederum vor allem aus Kollagen, 70 Prozent Wasser und Proteoglycanen besteht. Das Kollagen mit seiner reißfesten Struktur bildet sozusagen den Rahmen oder das Gerüst für die wasserspeichernden Proteoglycane. Die Knorpelzellen

sind kleine fleißige Miniaturfabriken, die dauernd neues Kollagen und Proteoglycane-Moleküle produzieren, jedoch auch Enzyme freisetzen, die alte Moleküle zersetzen und abbauen.

Baut Proteoglycane auf

Eine schlechte Ernährung des Knorpels führt zu einer verminderten Produktion von Proteoglycanen. Glucosamin ist ein wichtiger Baustein für den Aufbau der wasserspeichernden Proteoglycane.
Je mehr Glucosamin zur Verfügung steht, um so mehr Proteoglycane können von den Chondrozyten hergestellt werden. Die Proteoglycane wirken wie ein Schwamm, indem sie sehr viel Wasser aufnehmen, wenn der Druck im Gelenk nachlässt.

Weitere Wirkungen von Glucosamin

Glucosamin findet sich in der Gelenkflüssigkeit und ist ein Grundbaustoff für Knorpel, Sehnen und Bänder, aber auch für Knochenstrukturen, die Arterienwände und die Haut.
Es unterstützt nicht nur körpereigene Reparaturmechanismen für geschädigten Knorpel, es hält auch die Gelenkschmiere zäh, denn wenn sie zu dünnflüssig ist, kann sie das Gelenk nicht gut schmieren.
Außerdem regt es die Bildung von Hyaluronsäure an und hemmt die Enzyme, die an der Knorpelzerstörung bei Entzündungen beteiligt sind. Dies ist ein sehr wichtiger Punkt, denn gerade die Zerstörung durch Entzündungsvorgänge muss gestoppt werden.

Nur selten auf dem Speisezettel

Leider ist Glucosamin vorwiegend in den als weniger wertvoll geltenden Fleischanteilen vertreten: im sehnen-, gefäß- und knorpelreichen Fleisch, sodass wir es über die Ernährung meistens nur ungenügend aufnehmen. Hier können Ernährungsergänzungspräparate helfen.

Chondroitin

Chondroitin, der sogenannte Wassermagnet in den Proteoglycanen, ist ein Hauptteil der Knorpelsubstanz und mehr für die Wasserspeicherung und den Wassergehalt der Gelenkknorpel verantwortlich, damit dieser elastisch und stabil bleibt und seine stoßdämpfenden Eigenschaften behält. Diese Riesenmoleküle können das überaus wichtige Wasser ansaugen, festhalten und speichern und sorgen dadurch für eine hohe Elastizität und Geschmeidigkeit. Außerdem hemmen sie entzündliche Gelenkprozesse.

Wertvolle Nahrungsergänzung

Glucosamin und Chondroitin sind also wichtige Stoffe, die am Aufbau von Knorpel und Gelenkflüssigkeit beteiligt sind. Diese Substanzen werden vom Körper selbst hergestellt, jedoch lässt diese körpereigene Produktion mit zunehmendem Alter nach. In diesem Fall oder wenn die Gelenke besonders beansprucht sind, ist deshalb eine die Gelenke unterstützende Nahrung von großem Wert.

Das Glucosaminsulfat-Molekül ist etwa 250-mal kleiner als das des Chondroitinsulfats und kann deshalb im Verdauungstrakt besser und leichter aufgenommen werden. Am besten ist es, wenn beide Substanzen zusammen eingenommen werden, denn sie wirken synergetisch. Sie regen die Bildung von Hyaluronsäure, Gelenkschmiere und neuem Knorpel an, während sie gleichzeitig die Tätigkeit knorpelzerstörender Enzyme hemmen. Sie wirken schmerzlindernd und entzündungshemmend. Jede Entzündung setzt ja knorpelzerstörende Substanzen frei und sollte schnell behoben werden.

Dr. med. W. Franz schreibt dazu: »Neuere wissenschaftliche Studien in den vergangenen Jahren haben gezeigt, dass die Einnahme von Chondroitin und Glucosamin zu einem Wiedererstarken von angegriffener Knorpelsubstanz führt. Bei Röntgenaufnahmen im Stehen konnte ein deutlich größerer Gelenkspalt als vor der Einnahme der beiden Stoffe diagnostiziert werden. Je größer der Gelenkspalt, desto mehr Knorpelmasse ist vorhanden.« Wird die Produktion der Proteoglycane angeregt, kann der Knorpel auch wieder mehr Wasser speichern.

Hyaluronsäure

Hyaluronsäure ist der Hauptbestandteil der Gelenkflüssigkeit und ein ausgezeichnetes Schmiermittel und Stoßdämpfer zugleich. Auch in den Bandscheiben fungiert sie übrigens als Stoßdämpfer sowie Abstandhalter. Sie kann sehr viel Wasser binden und ist eine körpereigene Substanz, die in jungen Jahren in hohen Mengen in der Haut, überall im Gewebe, im Knorpel und in besonders hoher Konzentration in der Gelenkschmiere vorkommt. In arthrotischen Gelenken ist ihre Menge geringer als in gesundem.

Leider nimmt sie mit zunehmendem Alter ab. So enthält die Haut mit 50 Jahren nur noch etwa 50 Prozent der ursprünglichen Menge. Sie wird dementsprechend trockener, faltiger; der Gelenkknorpel wird ebenfalls trockener und spröder.

Bei Kniearthrose wird sie manchmal vom Arzt direkt ins Kniegelenk gespritzt. Das verbessert die Gelenkflüssigkeit und kleine Unebenheiten der Knorpelfläche können dadurch wieder besser ausgeglichen werden. Auch sie gibt es, wie Chondroitin und Glucosamin in Kapselform. Hyaluronsäure verbessert die Gleitfähigkeit des Gelenkes und regt die Bildung körpereigener Hyaluronsäure an.

Auch medizinisch findet sie vielfältige Anwendungsmöglichkeiten, neben den Gelenkinjektionen z. B. in Augentropfen zum Erhalt des Tränenfilms, in Nasensprays als Schutz vor Austrocknung und in der Therapie bei Inkontinenzerkrankungen. Außerdem wird sie zur Unterspritzung von Falten verwandt.

Reinigende Fastenkuren

Fastenkuren sind übrigens bei Gelenkerkrankungen immer sehr positiv. Uner anderem wird währenddessen der Arachidonsäure-Pool geleert. Aus dieser Säure werden entzündungsfördernde Prostaglandine gebildet.

Dr. Scheel betonte in »Naturheilmagazin«: »Immer aber ist eine Darmentlastung notwendig. Jede Krankheit wird meiner Meinung nach umso schneller heilen, je intensiver der Darm entlastet wird.«

Was nützt – was schadet?

»Gelenkgesunde« Nahrungsmittel
- Viel frisches, Obst, Gemüse und Salate
- Kartoffeln; Naturreis
- Vollkornprodukte
- Kaltgepresstes Soja-, Lein- und Walnussöl (Alpha- und Gamma-Linolensäuren hemmen Entzündungen)
- Fisch, vor allem Kaltwasserfisch, und Meeresfrüchte (enthalten Linolsäure)
- Avocado und Sojaöl wirken ebenfalls entzündungshemmend
- Fettarme Milchprodukte
- Wasser ohne Kohlensäure (mit viel Kalzium) oder Kräutertees

Zu meiden sind
- Alkohol (entzieht dem Körper Vitamine)
- Gehärtete Fette, auch gehärtete Pflanzenfette; Biskin, Palmin
- Gesättigte Fette wie Butter, Sahne, Margarine, Nüsse
- So weit es geht Schweinefleisch und tierische Fette (enthalten Arachidonsäure, die entzündliche Schübe an den Gelenken auslösen kann)
- Zucker und zu viel Süßigkeiten (produzieren Säureüberschuss)
- Kaffee und schwarzer Tee
- Übermaß an Zitrusfrüchten

Die Knie schonend bewegen im Alltag

Das Knie ist mit dem Hüftgelenk das Gelenk, das wir im Alltag am meisten gebrauchen. Zudem lastet dabei das Doppelte und Dreifache des Körpergewichts bei jedem Schritt auf dem Kniegelenk. Wenn wir »große Sprünge« machen, müssen die Knie sogar bis zum 300-fachen des Körpergewichts aushalten. Auch bei Übergewicht wird es besonders stark belastet. Außerdem sind unsere Umgebung und unsere Gewohnheiten im Alltag oft »knieunfreundlich«. Hohe Absätze, harte Schuhsohlen und auch harte asphaltierte Straßen lassen das Kniegelenk leiden. Auch die Gangart ist entscheidend und meistens nicht »kniegerecht«. Man kann weich und schwingend gehen, aber auch hart und stampfend. Unter solchen Bedingungen verschleißt das Gelenk sehr schnell, besonders dann, wenn man außerdem noch knieunfreundlichen Sportarten oder Berufen nachgeht.

Vorbeugung für jeden Tag

Um das Kniegelenk lange gesund und beschwerdefrei zu halten oder bei Beschwerden den Teufelskreis des chronisch sich verschlechternden Kniezustandes aufzulösen, ist das alltägliche Verhalten von außerordentlich großer Bedeutung.

Wer im Alltag auf kniefreundliche Bewegungen achtet, immer wieder knieaufbauende und muskeldehnende Übungen einschiebt und auch auf eine knorpelaufbauende Ernährung Wert legt, wird garantiert Knieprobleme verhindern oder bestehende verbessern. Knieschonendes Alltagsverhalten schützt vor Gelenkabnutzung, hilft nach Verletzungen oder bei bestehenden Problemen. Kräftige, trainierte Beinmuskeln schützen und stabilisieren das Kniegelenk. Geschmeidige, gedehnte Beinmuskeln bewahren vor Umknicken und Verletzungen; leichte Bewegungsübungen, ohne zu hohe Belastung, versorgen den Knorpel mit Nährstoffen. Die Beweglichkeit des Kniegelenks bleibt erhalten oder verbessert sich.

»Knieschonende« Tipps

Einige Regeln, wie Sie Ihren Knien im Alltag Gutes tun können:

● Bewegen Sie sich so viel wie möglich mit so viel Belastung wie nötig (nicht zu viel).

● Vermeiden Sie Übergewicht oder verringern Sie es.

● Tragen Sie Schuhe mit flachen Absätzen und weichen, dämpfenden Sohlen und eventuell passendem Fußbett.

● Bevorzugen Sie für Spaziergänge Wege mit weichem Boden (z. B. Waldboden).

● Vermeiden Sie, schwere Lasten zu tragen.

● Trainieren Sie die Muskeln um das Knie regelmäßig mit speziellen Übungen.

● Entlasten Sie die Kniegelenke oft und vermeiden Sie langes Stehen.

● Stehen Sie dynamisch und überstrecken Sie die Kniegelenke nicht.

- Vermeiden Sie tiefes Kniebeugen, denn die Belastung von Kniegelenk und Knorpel steigt mit zunehmender Beugung!
- Beugen Sie beim Sitzen die Unterschenkel nicht zu lange unter die Sitzfläche; strecken Sie lieber ab und zu die Beine aus.
- Vermeiden Sie Sportarten, die das Kniegelenk durch abrupte Bewegungen (z. B. Abstoppen) belasten.
- Wählen Sie kniefreundliche Freizeitsportarten wie Spazierengehen, Schwimmen, Radfahren oder Skilanglauf.

- Trinken Sie viel Wasser, Säfte oder Tee.
- Achten Sie auf eine gesunde Ernährung.

Die schlimmsten »Knie-Killer«

- Tiefe Kniebeuge; dabei wird der Meniskus maximal gequetscht.
- Noch schlimmer: »Froschhüpfer«; mit tief gebeugten Knien hüpfen.
- »Entengang«; mit tief gebeugten Knien vorwärtswatscheln.

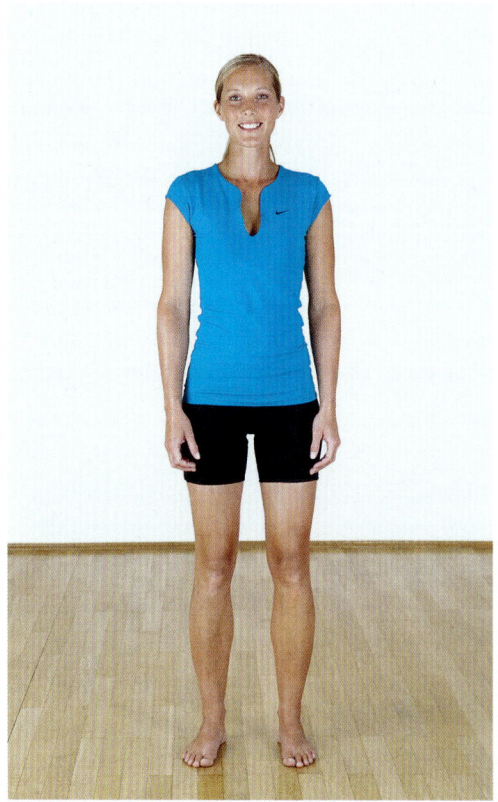

Richtig stehen: Kopfmitte, Brustwirbelsäule und Steißbein sind in einer Linie.

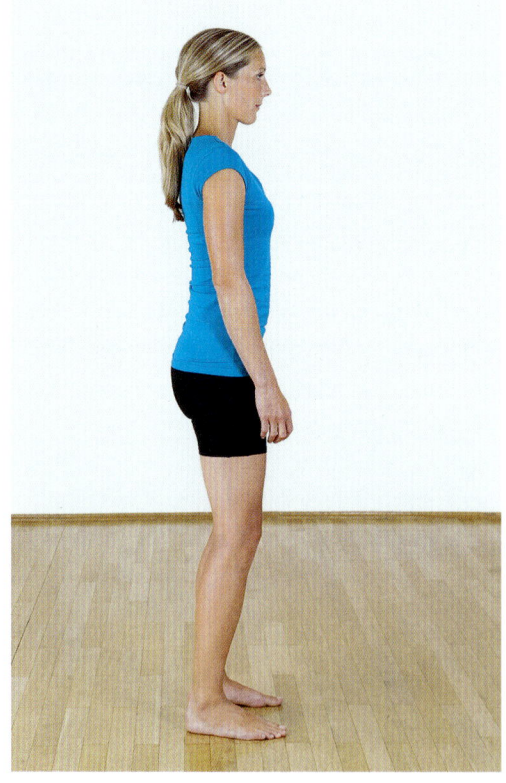

Die Lotlinie: vom Ohr über das Schultergelenk und knapp vor Hüft- und Sprunggelenk zur Fußsohle.

Die günstige Beinachse

Äußerst wichtig ist die Stellung der Beine für die Knie-, aber auch für die Hüft- und Fußgelenke im Alltag; also beim Stehen, Gehen, Sitzen, Aufstehen, Treppensteigen etc. Deshalb sollten Sie immer wieder auf Ihre Beinachsenstellung achten. Natürlich gibt es auch hier eine günstige und ungünstige. Sehr häufig zeigen die Knie zu sehr nach innen oder außen, wodurch die Knie einer einseitig vermehrten Belastung ausgesetzt sind.

Deshalb lernen Sie in diesem Kapitel, wie die günstige Beinachsenstellung im Alltag aussieht. Je häufiger Sie sich daran erinnern und immer wieder die »gute« Kniestellung einüben, umso besser ist es für die Knie und ebenso für die anderen Gelenke der Beine. Das Gewicht und die Belastung werden gleichmäßiger verteilt. Zusammengefasst kann man sagen, dass sich die Knie in den aufrechten Körperhaltungen möglichst direkt über den Fußgelenken und die Oberschenkel-, Unterschenkel- sowie die Fußlängsachsen in einer Ebene befinden sollten.

Die günstige Haltung im Stehen

Stellen Sie sich seitlich vor einen Spiegel und nehmen Sie Ihre »normale« Haltung ein; so, wie Sie meistens stehen. Versuchen Sie ein Gefühl für Ihre momentane Gewohnheitshaltung zu bekommen.

- Wie stehen Sie? Wie stehen Ihre Füße?
- Wie ist Ihr Gewicht auf den Füßen verteilt?

- Wie weit stehen Ihre Füße auseinander und wohin zeigen die Knie?
- In welcher Position befindet sich das Becken? Steht es vielleicht zu sehr nach vorne, sodass ein ausgeprägtes Hohlkreuz entsteht?
- Wie empfinden Sie Ihren Brustkorb und Ihren Schultergürtel? Sind die Schultern vielleicht ein wenig nach vorne gezogen?
- Wie empfinden Sie Ihre Kopfhaltung? Thront der Kopf auf der Wirbelsäule oder steht das Kinn ein wenig zu weit nach vorne oder oben?

Und nun schauen Sie sich aus den Augenwinkeln heraus Ihre Haltung im Spiegel an. Wenn Sie Ihre eigene gewohnheitsmäßige Haltung kontrolliert haben, ist es nun an der Zeit, sich die günstige Haltung für die Knie (die gleichzeitig auch die günstige Haltung für den Rücken und alle anderen Gelenke ist) zu vergegenwärtigen.

Der Lotlinientest

Bei der günstigen Haltung könnte man von der Seite gesehen ein Lot ziehen, das vom Ohr über das Schultergelenk, vor dem Hüftgelenk und vor dem Kniegelenk bis leicht vor das Sprunggelenk in die Fußsohle verläuft. Frontal betrachtet verläuft die Lotlinie von der Mitte des Kopfes über die Brustwirbelsäule zwischen den Pobacken bis in die Mitte des Steißbeins.

Knie- und rückenfreundliche Haltung

Stellen Sie sich gerade frontal vor einen Spiegel, sodass Sie sich von vorne sehen können.
- Beide Füße stehen hüftbreit nebeneinander, wobei die Füße leicht nach außen zeigen (wenn man sich ein Zifferblatt einer Uhr vorstellt, auf den Zahlen 11 und 1).
- Das Gewicht ist auf beide Füße gleichmäßig verteilt und lastet fast gleichmäßig auf Vorderfuß und Ferse.
- Die Knie sind nicht durchgedrückt oder überstreckt, sondern etwas gebeugt. Sie zeigen über die Fußspitzen.
- Denken Sie sich zwischen dem zweiten und dritten Zeh eine Linie zur Mitte des Knies (Oberschenkel-, Unterschenkel- und Fußlängsachsen stehen in einer Linie; weicht der Fuß auch nur leicht nach innen oder außen ab, führt dies zu Fehlbelastung der Fuß-, Knie- und Hüftgelenke).
- Schultern und Arme hängen locker und schwer nach unten, als ob an den Händen ein schweres Gewicht hängen würde. Die Schultern sind nicht hochgezogen und hängen nicht nach vorne.

Mein Rat

Wenn Sie längere Zeit stehen, wie z. B. beim Bügeln, vor dem Küchen- oder Hobbytisch, können Sie auch ein etwa 10 cm hohes Fußbänkchen benutzen, auf das Sie im Wechsel einen Fuß stellen.

- Der Brustkorb ist leicht angehoben.
- Der Kopf thront auf der Halswirbelsäule. Stellen Sie sich dabei vor, dass Sie einen Krug Wasser auf dem Kopf tragen würden.

In dieser günstigen Haltung befindet sich der Körper im Gleichgewicht und einseitige Abnutzungen werden vermieden. Der Körperschwerpunkt liegt dabei senkrecht über den Füßen und nicht davor oder dahinter. Gelenkgesundes Stehen heißt übrigens nie, starr und bewegungslos, sondern »dynamisch stehen«. Das heißt, man sollte oft die Position wechseln, z. B. von einem Bein auf das andere treten.

Dynamisches Stehen

Falls Sie im Beruf lange Zeit stehen müssen, aber auch bei Steharbeiten im Haushalt oder beim Hobby ist es günstig, sich auf ein elastisches Polster zu stellen, wie z. B. dem Balance Pad oder Balancefit Pad (ein zu 90 Prozent gefülltes Luftkissen, auf dem man »wie auf Wolken« steht, die Gelenke schont und die Muskeln durch den »Schwabbeleffekt« automatisch kräftigt).
Auf diesem angenehmen Polster, das überall in Sanitätsgeschäften zu bekommen ist, sind auch Übungen sehr gut möglich, denn die Knie- und Hüftgelenke werden darauf sehr gut entlastet.
Auch sehr empfehlenswert: eine höhenverstellbare Steh-/Sitzhilfe benützen. Dadurch kann im Stehen ein Großteil des Gewichts von den Beinen an eine Sitzfläche abgegeben werden und die Knie werden weniger belastet.

Übung im Stehen

Nehmen Sie die oben beschriebene günstige Haltung im Stehen ein.

1. Die Knie etwas beugen und strecken und dabei auf die günstige Beinachse achten.

2. Die Knie wie oben in einer leichten Schrittstellung ein wenig beugen und strecken.

Kniefreundliches Gehen

Beim Gehen wird das Körpergewicht von einem Bein auf das andere fein ausbalanciert. Jedes Bein muss für kurze Zeit imstande sein, das Körpergewicht allein zu tragen, besonders natürlich beim Treppensteigen. Gute Beinmuskeln sind hier nötig, um die Gelenke zu schonen. Ebenso eine lotgerechte Haltung, um die Gelenke nur wenig zu belasten. Achten Sie einmal bewusst auf Ihr Gehen:

● Gehen Sie ein paar Schritte durch den Raum, eine Weile mit geöffneten Augen, dann auch mal mit geschlossenen.

● Gehen Sie bewusst langsam und achten Sie darauf, wie Sie jeweils den nach vorne gezogenen Fuß aufsetzen.

● Wir groß sind Ihre Schritte?

● Und wie ist Ihre Haltung dabei?

● Wie belasten Sie Ihre Füße?

● Wohin zeigen die Zehen?

● Ist Ihr Gang hart und schwer oder weich und locker?

Lernen Sie kniefreundliches Gehen

● Die Knie sind nie überstreckt, sondern immer ganz leicht gebeugt.

● Machen Sie kleine Schritte.

● Bewegen Sie die Beine wie Räder unter dem Becken; weich und elastisch; nicht trampeln bzw. hart aufsetzen beim Gehen.

● Rollen Sie auch die Füße weich und harmonisch von der Ferse zu den Zehen ab, so als ob Sie auf Rädern liefen. Dabei werden die Kniegelenke schonend belastet.

● Setzen Sie die Außenseite der Ferse zuerst auf und rollen Sie dann über den Mittelfuß nach vorne ab. Die Fußspitzen zeigen dabei nach vorne oder leicht nach außen.

Treppen steigen

Besonders kniebelastend ist das Treppenhoch- und -runtergehen. Deshalb sollten Sie bei Knieproblemen den Handlauf oder eine Stützhilfe benutzen. Achten Sie dabei immer auf die Position der Knie und der Fußspitzen.

1. Beim Treppenhochgehen setzen Sie zuerst den vorderen Fuß ganz auf und benutzen dann die Muskelkraft des hinteren Beines, indem Sie sich mit den Zehen abdrücken.

2. Beim Nachuntengehen wird das Kniegelenk besonders gefordert (auch beim Bergabgehen) und dabei sollte das Gewicht mit der Wadenmuskulatur gut aufgefangen und abgedämpft werden.

Barfuß gehen

Immer noch am gesündesten für die Gelenke, die unseren Körper tragen, ist und bleibt barfuß gehen. Dabei werden nicht nur die Fuß- und Beinmuskeln sowie die Venenpumpe dauernd aktiviert, sondern auch die Fußreflexzonen. Dr. Then schreibt dazu: »Der Mensch ist von Natur aus ein Barfußgänger, der sich auf natürlichem Boden, d. h. unebenen Oberflächen, hinsichtlich der anatomischen Fuß- und Körperkonstruktion bewegen sollte. Das Barfußgehen auf unebenem Boden führt zum sogenannten Natur- oder Rotationsgang, der für den deutlich geringeren Gelenkverschleiß verantwortlich ist. Dieser entspricht genau dem ›biomechanisch richtigen Gehen‹.«

Schuhe – Gefängnis oder Bett für den Fuß

Für kniegelenkschonendes Stehen und Gehen sind Schuhe mit elastischen Schuhsohlen besonders wichtig.

Dr. med. Jürgen Fischer betont: »Während unser Fuß eigentlich mit harmonischen Rundungen und Formen ausgestattet ist, ist es erschreckend, wie oft Schuhe nur mit einer dünnen, planen Sohle als Auftrittsfläche versehen sind.« Schuhe sollten dem Fuß angeformt sein, etwa wie ein Handschuh oder Abdruck. Ganz wichtig ist eine hohe Dämpfung des Fußbettes, besonders im Fersenbereich. Dadurch wird der Belastungsdruck beim Aufsetzen der Ferse verringert. Die Stöße beim Auftreten der Ferse werden nämlich über den Mittelfuß und das Sprunggelenk auf Knie- sowie Hüft- und Wirbelgelenke übertragen. Schuhe mit harter Sohle oder hartem Absatz übertragen die Stoßenergie ungebremst auf die genannten Gelenke. Durch weiche Sohlen wird dagegen die Aufprallenergie abgebremst und -gedämpft.

Gefährliche Stilettos

Vermeiden Sie hohe Absätze, denn die lassen es nicht mehr zu, dass der Fuß am Boden abrollt. Die natürliche Dämpfung des Schrittes wird behindert. Außerdem werden durch hochhackige Schuhe vermehrt Sprunggelenk, Kniescheibe, Knieknorpel und auch die Lendenwirbelsäule (vermehrte Hohlkreuzbildung) belastet; die Wadenmuskulatur verkürzt sich und verspannt. Die vordere Kniestreckmuskulatur wird wesentlich stärker angespannt, was den Knieknorpel noch mehr belastet.

Die günstige Haltung im Sitzen

Sitzen entlastet die Kniegelenke, weil das Gewicht des Körpers nicht nur auf den Beinen ruht. Aber man sollte nicht über längere Zeit hinweg in der gleichen Sitzposition verharren. Sitzen Sie dynamisch! Gelenke wollen bewegt werden. Wechseln Sie deshalb immer wieder die Sitzposition und strecken Sie vor allem die Unterschenkel nicht unter den Stuhl, denn dann wird der Knorpel im Kniegelenk nicht mehr ernährt. Vermeiden Sie tiefe Sitzmöbel, weil auch dann die Kniegelenke zu sehr gebeugt werden und das Aufstehen sehr kniebelastend wird. Und wie sitzen Sie?

● Setzen Sie sich gewohnheitsmäßig auf einen Stuhl und gehen Sie in sich.

● Wie ist Ihre Sitzhaltung, die Sie meistens unwillkürlich einnehmen? Wie ist die Stellung der Füße und der Beine?

● Wo spüren Sie die Druckpunkte der Füße auf dem Boden?

● In welcher Position befinden sich Ihre Knie?

- Wie halten Sie den Rücken? Eher aufrecht oder eingesackt?
- Wie hängen Ihre Schultern nach unten? Eher nach vorne?
- Wie halten Sie den Kopf?

Lernen Sie richtiges Sitzen

Konzentrieren Sie sich nun auf das physiologisch günstige Sitzen und setzen Sie sich auf das vordere Drittel eines Stuhles.

- Die Knie stehen hüftbreit oder etwas mehr auseinander und bilden ein leichtes V.
- Die Füße stehen genau unterhalb der Knie; die Zehen zeigen leicht nach außen (in die gleiche Richtung wie die Oberschenkel).
- Zwischen Ober- und Unterschenkel besteht ein rechter Winkel oder etwas mehr. Sehr günstig ist es, wenn das Becken ein wenig höher steht als die Knie; nicht umgekehrt!
- Das Gewicht ist gleichmäßig auf die Sitzbeinhöcker verteilt.
- Die Schultergelenke befinden sich über den Hüftgelenken und ruhen in der Mittelstellung.
- Der Kopf thront auf der Wirbelsäule und ist nicht abgeknickt; Hinterkopf und Gesäß liegen etwa auf einer Linie.

Kniefreundliches Hinsetzen und Aufstehen

Hier ist zuallererst zu betonen, dass es für die Knie immer günstiger ist, wenn das Sitzmöbel nicht zu niedrig ist. Einen Schreibtischstuhl kann man z. B. gut auf Kniehöhe oder noch besser leicht drüber einstellen, sodass die Knie nicht zu stark gebeugt werden müssen und auch das Aufstehen leichter ist.

Lernen Sie kniefreundliches Hinsetzen und Aufstehen

- Stellen Sie sich mit hüftbreit geöffneten Knien und leicht nach außen gerichteten Fußspitzen vor einen Stuhl.
- Beugen Sie gleichzeitig die Knie und die Hüftgelenke, sodass der Oberkörper mit gerader Wirbelsäule leicht nach vorne geneigt wird (Rücken und Hinterkopf befinden sich auf einer Linie).
- Wenn Sie wollen, können Sie jetzt noch ein Bein näher an den Stuhl heranziehen (Schrittstellung). Probieren Sie aus, wie es Ihnen leichter fällt.
- Schieben Sie den Po nach hinten, bis er die Sitzfläche erreicht; stützen Sie sich dabei mit den Händen so bald wie möglich auf den Oberschenkeln oder Armlehnen ab.

Mein Rat

Sitzen Sie dynamisch: Wechseln Sie häufig Ihre Position. Räkeln und strecken Sie sich zwischendurch; bewegen Sie die Knie und strecken Sie die Beine. Stehen Sie oft auf, um ein paar Schritte zu gehen.

Achten Sie überall auf genügend Beinfreiheit; ob im Flugzeug oder Kino oder bei Vorträgen – immer wieder die Beine nach vorne ausstrecken.

Das Aufstehen geschieht in umgekehrter Reihenfolge:

● Beugen Sie den Oberkörper aus den Hüftgelenken mit geradem Rücken nach vorne, sodass der Körperschwerpunkt nach vorne über die Füße wandert.

● Spüren Sie dabei, wie die Muskeln der Beine sich anspannen und somit die Aufstehbewegung vorbereiten.

● Noch leichter wird es, wenn Sie jetzt beide Beine oder nur ein Bein (leichte Schrittstellung) näher an den Stuhl heranziehen.

● Die Füße stehen wieder unter den hüftbreit oder in Schrittstellung geöffneten Knien.

● Stützen Sie die Hände auf die Oberschenkel oder Armlehnen und stellen Sie sich vor, dass Sie an einem Faden nach vorne oben hochgezogen werden.

Die Hinsitz- und besonders die Aufstehbewegung wird vor allem durch die Beinmuskulatur unterstützt. Wichtig: Beim Vorbeugen die Knie nicht über die Fußspitzen hinaus nach vorne, sondern den Po nach hinten schieben. Dabei sind die Knie höchstens 90 Grad gebeugt und man kann die Fußspitzen sehen.

Kniefreundliches Aufheben und Tragen

Hier gilt es vor allem zu beachten, dass Kniegelenke nicht über 90 Grad gebeugt werden sollten. Ab 90 Grad Beugung wächst der Druck explosionsartig (siehe Abb. rechts oben)! Wenn Sie dazu eine Last anheben, wird der Knorpel noch mehr belastet.

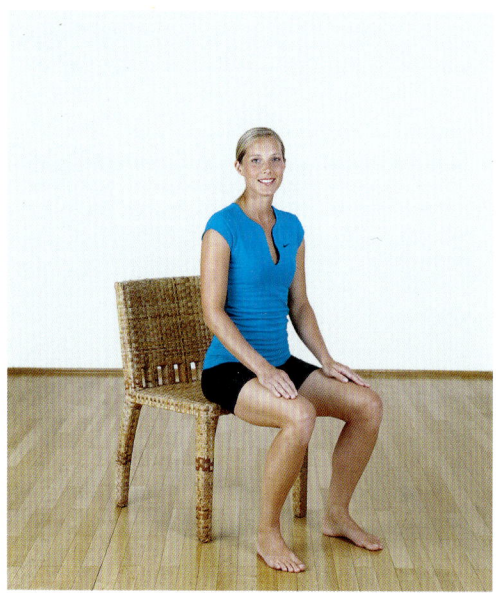

Zum Aufstehen rutschen Sie zur vorderen Stuhlkante und stützen die Hände auf die Oberschenkel.

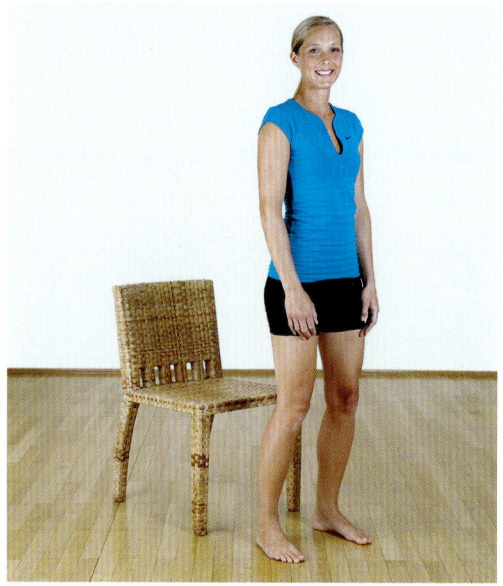

Erheben Sie sich, als ob Sie nach vorne oben hochgezogen werden bis zur lotrechten Haltung.

Lernen Sie kniefreundliches Aufheben und Tragen

- Stellen Sie sich mit leicht gegrätschten Beinen (stabile Standbasis) vor einen Hocker.
- Beugen Sie wie beim Hinsetzen die Knie-, und Hüftgelenke und halten Sie die Wirbelsäule gerade.
- Nehmen Sie dann den Hocker zwischen beide Hände, spannen die Bauch-, Beckenboden- und Rumpfmuskulatur an und heben den Hocker hoch, indem Sie gleichmäßig die Hüft-, Knie- und Sprunggelenke strecken.
- Das Absetzen des Hockers geschieht umgekehrt: zuerst die genannten Muskeln anspannen, dann den Hocker absetzen. Das Aufheben von Gegenständen belastet die Knie besonders. Vermeiden Sie, die Knie ganz bis in die Hocke zu beugen.

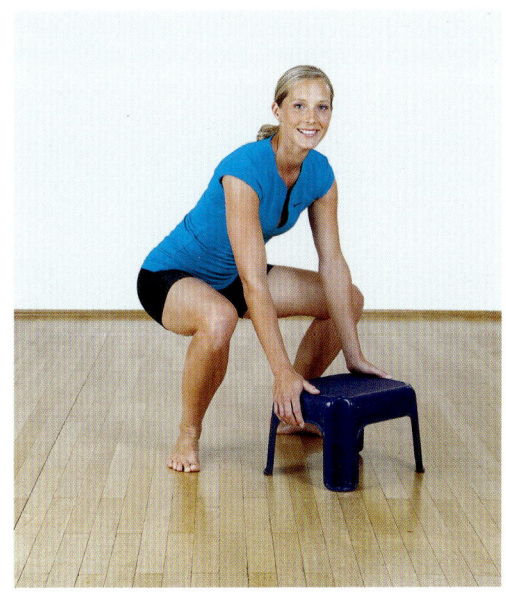

Heben Sie Gegenstände mit geradem Rücken und nicht zu stark gebeugten Knien auf.

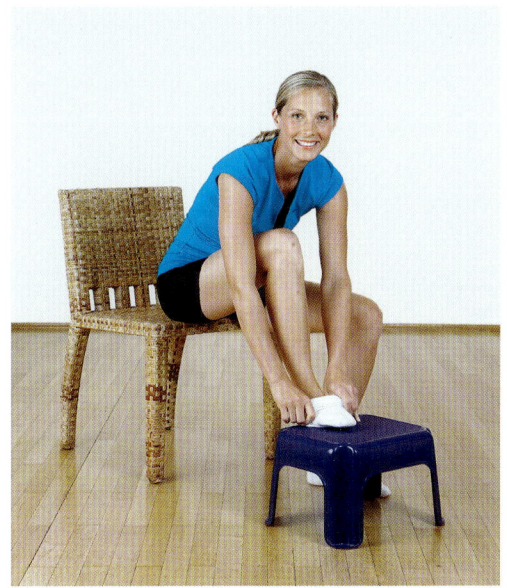

Setzen Sie sich zum Schuheschnüren hin und stellen Sie den Fuß auf einen Schemel.

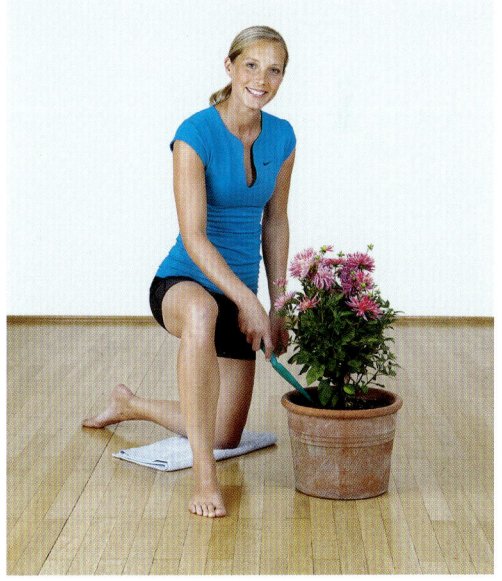

Arbeiten am Boden im Ein-Kniestand – kein Knie wird so mehr als 90 Grad gebeugt.

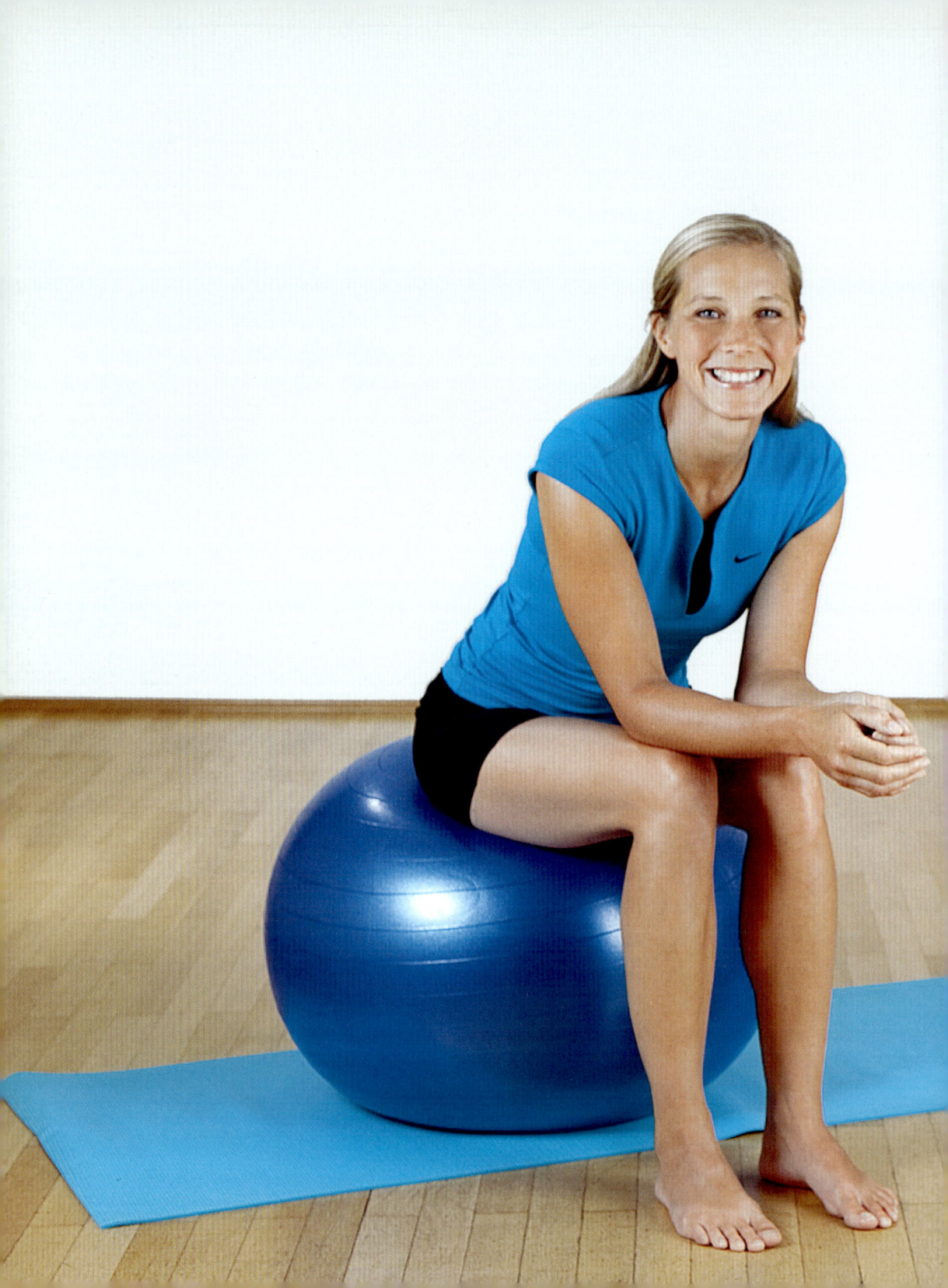

Übungsprogramme für gesunde Knie

10 bis 15 Minuten Knietraining am Tag helfen, die Knie mit dem

empfindlichen Knorpel gesund und leistungsfähig zu erhalten.

Wichtig ist die Kombination von Kräftigungs-, Dehnungs- und

Bewegungsübungen. Und die Übungen sollen Spaß machen!

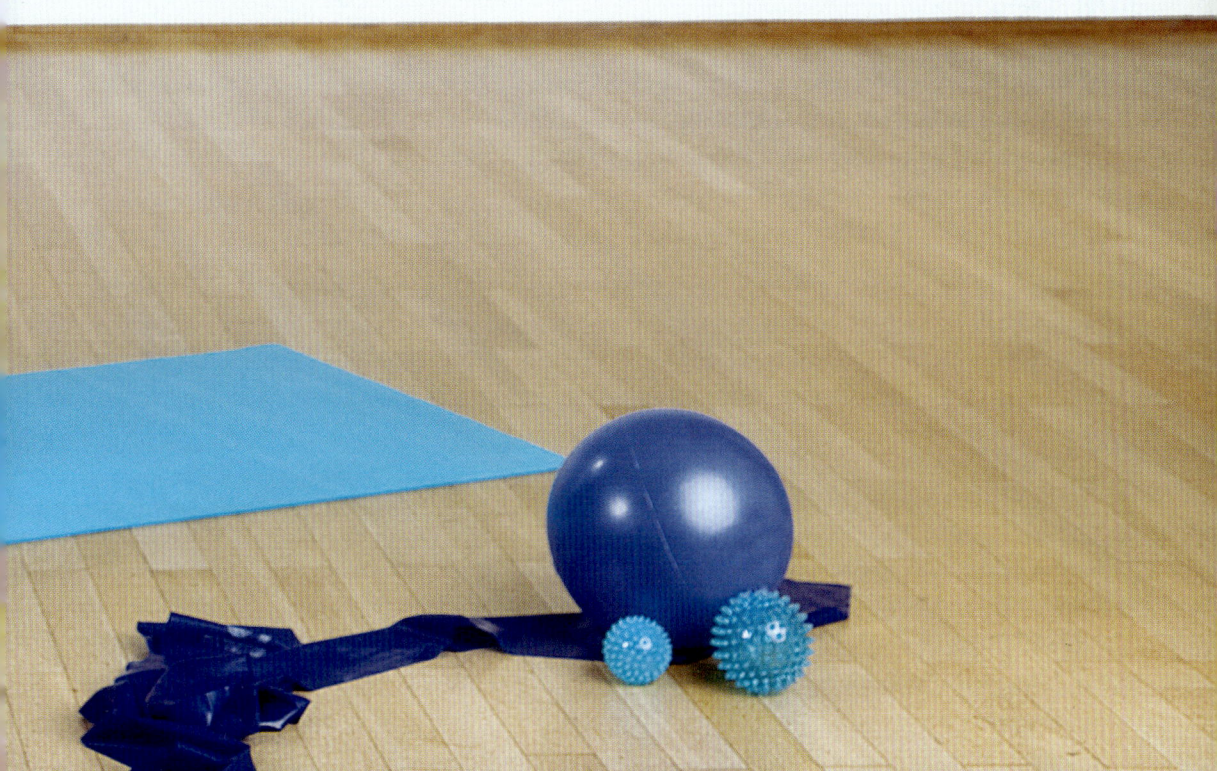

Wichtiges für Ihr Training

Die Übungsprogramme sind so konzipiert, dass Sie mit Mobilisations- oder Lockerungsübungen beginnen, um die Gelenkschmiere anzuregen und das Knie beweglich zu halten oder zu machen. Ein bewegliches Knie ist weniger verletzungsanfällig.

Danach folgen Kräftigungsübungen für den wichtigen Muskelaufbau und Dehnungsübungen sorgen für die nötige Geschmeidigkeit und Elastizität. Außerdem verhindern sie, dass Muskeln zu sehr verkürzen und verkrampfen.

Zusätzlich sind Koordinations- und Gleichgewichtsübungen sehr vorteilhaft, um viele Muskeln zu stärken, die Gelenke beweglich zu halten und sie vor dem Umknicken zu bewahren. Diese Kombination bewirkt, dass das Kniegelenk auf gesunde Art und Weise gekräftigt, entlastet, beweglich und leistungsfähig wird bzw. bleibt.

So üben Sie richtig

Nehmen Sie sich möglichst täglich, mindestens aber zwei- bis dreimal wöchentlich Zeit für spezielle Knieübungen. Oft kann man auch Übungen in das Alltagsgeschehen einbeziehen, z. B. wenn man im Garten oder vor dem Fernseher sitzt, spazieren geht oder mit Zug, Auto oder Flugzeug unterwegs ist.

Es gibt viele Möglichkeiten. Wichtig ist die Regelmäßigkeit. Je mehr Sie spüren, wie gut Ihnen die Knieübungen tun, umso mehr werden Sie Ihnen Spaß machen.

Üben können Sie überall

Auch das Benutzen von verschiedenen Handgeräten erhöht die Freude am Üben. Ihrer Fantasie sind dabei keine Grenzen gesetzt: ob Sie beim Spaziergang an liegenden Baumstämmen üben oder im Garten auf einer Bank oder auf langen Bahnreisen auf dem Sitz.

Bei allen Übungen gilt natürlich, dass Sie eine Übung, die aus irgendeinem Grund Schmerzen bereitet, sofort beenden. Gehen Sie nie über die Schmerzgrenze.

Mein Rat

Da die Gelenke und vor allem das Kniegelenk weiche Untergründe lieben, ist das Balance Pad für viele Übungen sehr geeignet und keine unnötige Geldausgabe. Man kann es vor allem auch für Gleichgewichtsübungen gebrauchen.

Darüber hinaus eignet es sich auch vorzüglich als Stehhilfe bei allen möglichen alltäglichen Aufgaben wie z. B. Bügeln, in der Küche oder am Hobbytisch und natürlich am Stehpult. Auch das luftgepolsterte Ballkissen gehört in diese Kategorie und ist sehr empfehlenswert. Diese Geräte bekommt man in Sport- oder Sanitätsgeschäften. Für Kräftigungsübungen eignet sich vor allem das Thera-Band®.

Die Übungsausführung

● Wiederholen Sie jede Übung am Anfang 4–6-, später 6–10-mal, später 10–20-mal, wenn nichts anderes angegeben ist. Falls Schmerzen auftreten sollten, brechen Sie die Übung sofort ab.

● Steigern Sie die Wiederholungszahlen, wenn Sie schon geübter sind und dies als angenehm empfinden. Die Zahl der Wiederholungen kann sich auch nach der Tagesform richten und demzufolge variieren.

● Zur Steigerung der Übungsintensität können auch Fußmanschetten an die Fußgelenke angelegt werden.

● Bei Dehnungsübungen sollte die Dehnung immer etwa 20–30 Sekunden gehalten werden, dabei unbedingt gleichmäßig und ruhig weiteratmen. 3–4-mal wiederholen.

● Bei Anspannungsübungen die Spannung 6–10 Sekunden, später gerne 10–15 Sekunden halten. Auf gleichmäßiges Weiteratmen achten und nicht den Atem anhalten.

● Ruckartige und abrupte Bewegungen vermeiden. Denken Sie besser an die graziösen Bewegungen einer Katze. Alle Übungen sollten langsam und geschmeidig ausgeführt werden.

● Die Ausgangsstellung vor dem Üben ist wichtig: Wie Sie kniefreundlich stehen oder sitzen, ist auf den Seiten 35 ff. erklärt.

Richtig durchatmen

Atmen Sie vor dem Üben einige Male (bei geöffnetem Fenster oder im Freien) tief durch und schalten Sie auch zwischendurch immer wieder mal eine Atemübung zur Vertiefung des Atems und zur besseren Sauerstoffversorgung der Muskeln und Gelenke ein. Gut geeignet sind die folgenden Übungen.

Atemübung 1

Setzen Sie sich auf einen Stuhl, Lehnstuhl oder Sessel und lehnen Sie sich an.

● Legen Sie dann beide Hände auf den Bauch und beobachten Sie einen Moment nur Ihren eigenen Atem. Bewegt sich der Bauch dabei?

● Nach einer Weile atmen Sie bewusst durch die Nase langsam ein und lassen dabei den Bauch weit werden (das nennt man tiefe Atmung oder Zwerchfellatmung).

● Danach durch den Mund (auf schsch ... oder fff ...) langsam ausatmen und spüren, wie der Bauch sanft zurückschwingt. Beachten Sie, dass die Ausatmung immer länger sein sollte als die Einatmung.

Atemübung 2

Stellen Sie sich mit leicht gegrätschten Beinen auf den Boden.

● Dann einatmend die Arme seitlich anheben und diagonal weit nach oben strecken. Die Handflächen dabei nach hinten drehen.

● Danach den Atem langsam ausströmen lassen und die Arme vor dem Brustkorb verschränken, sodass die rechte Hand auf der linken Schulter und die linke Hand auf der rechten Schulter liegt.

● Am Schluss beide Schultern mit den Händen nach unten ziehen.

Übungsprogramm 1 – Knieübungen am Schreibtisch

Viele Menschen üben in der heutigen Zeit Berufe aus, bei denen man am Schreibtisch und oft am Computer sitzt. Dabei achtet man oft kaum auf seine Haltung. Es ist empfehlenswert, gerade am Arbeitsplatz Übungen regelmäßig einzuschieben. Deshalb soll dieses Übungsprogramm das erste sein.

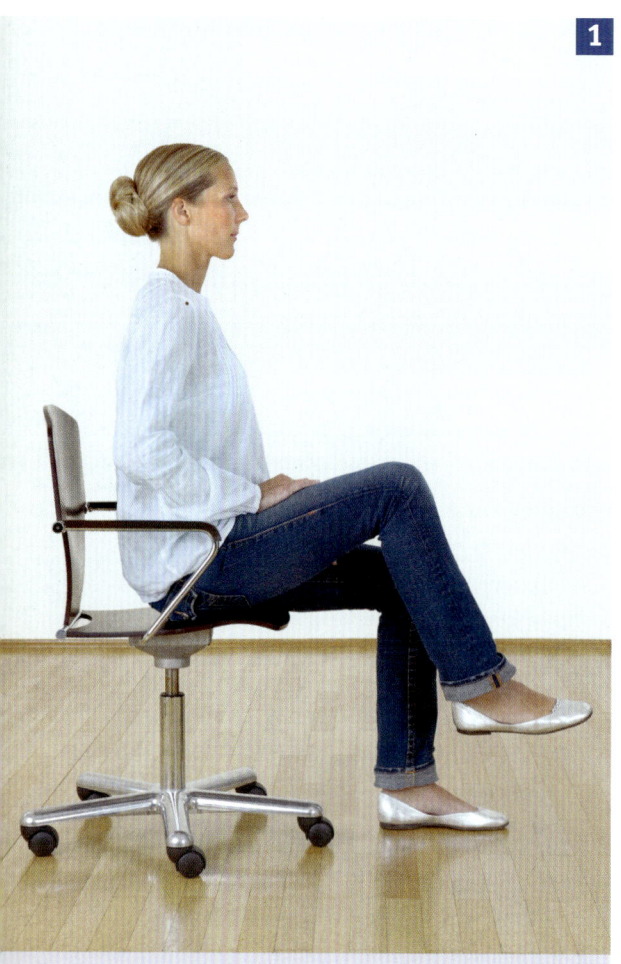

Übung 1

Mit dieser Bewegung können Sie die Gelenkschmiere immer wieder anregen, aber gleichzeitig auch die Kniemuskeln trainieren.

1 Rollen Sie den Schreibtischstuhl etwas zurück, sodass Sie Platzfreiheit haben. Setzen Sie sich auf das vordere Drittel des Stuhles und lassen Sie die Hände auf den Oberschenkeln ruhen.
● Das rechte Knie anheben und so tun, als ob Sie mit diesem Bein Rad fahren. Führen Sie die Radfahrbewegung ausgiebig aus; 10–15 Sekunden; dann mit dem anderen Bein.

Hinweis: Führen Sie diese Übung auch häufig an anderen Orten aus, z. B. auf dem Esszimmerstuhl, einer Bank oder dem Sofa.

Übung 2
Kräftigung der hinteren Oberschenkelmuskulatur

2 Setzen Sie sich auf dem Schreibtischstuhl ganz zurück und lehnen Sie den geraden Rücken an die Lehne an. Die Unterarme ruhen auf den Armstützen.
● Legen Sie dann die Ferse eines Fußes, möglichst ohne Schuh, auf die Schreibtischplatte. Das Knie ist jetzt ein wenig gebeugt.
● Drücken Sie dann die Ferse kräftig nach unten auf die Platte und spüren Sie die An-

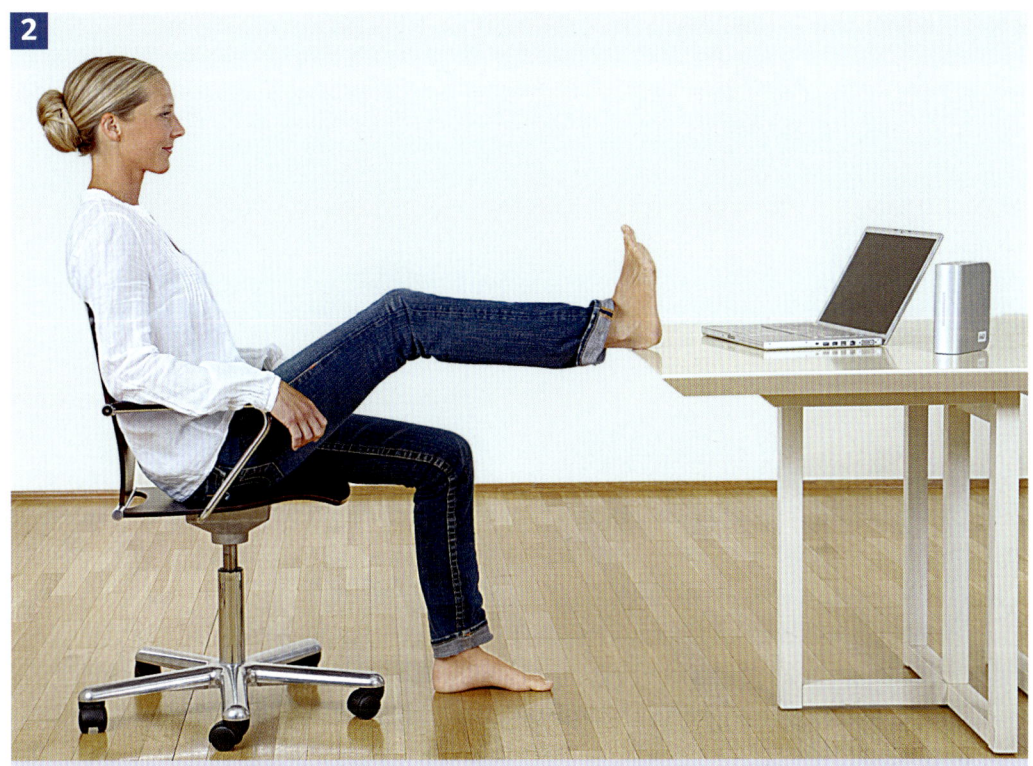

spannung im hinteren Oberschenkelmuskel. Die Spannung 6–10 Sekunden halten, dann die Seite wechseln.

Hinweis: Falls Ihnen die Schreibtischplatte zu hoch ist, können Sie den Fuß mit der Ferse auch auf einen Schemel oder Hocker stellen.

Übung 3
Atmung und Kräftigung der Oberschenkelrückseite

● Setzen Sie sich aufrecht auf einen Stuhl vor den Schreibtisch und legen Sie die Hände bequem auf die Schreibtischplatte oder die Oberschenkel.

● Drücken Sie dann eine Ferse kräftig in den Boden und atmen dabei langsam aus. Der Druck der Ferse wird anhaltend kräftiger und durch die Ausatmung unterstützt.

● Atmen Sie langsam und lange aus und halten Sie die Druckspannung mit der Ferse genau so lange aus.

● Einatmend wieder locker lassen. Im Wechsel mit dem anderen Bein üben.

Hinweis: Noch effektiver wird diese Übung, wenn Sie beim Ausatmen und Ferse-nach-unten-Drücken den Beckenboden anspannen.

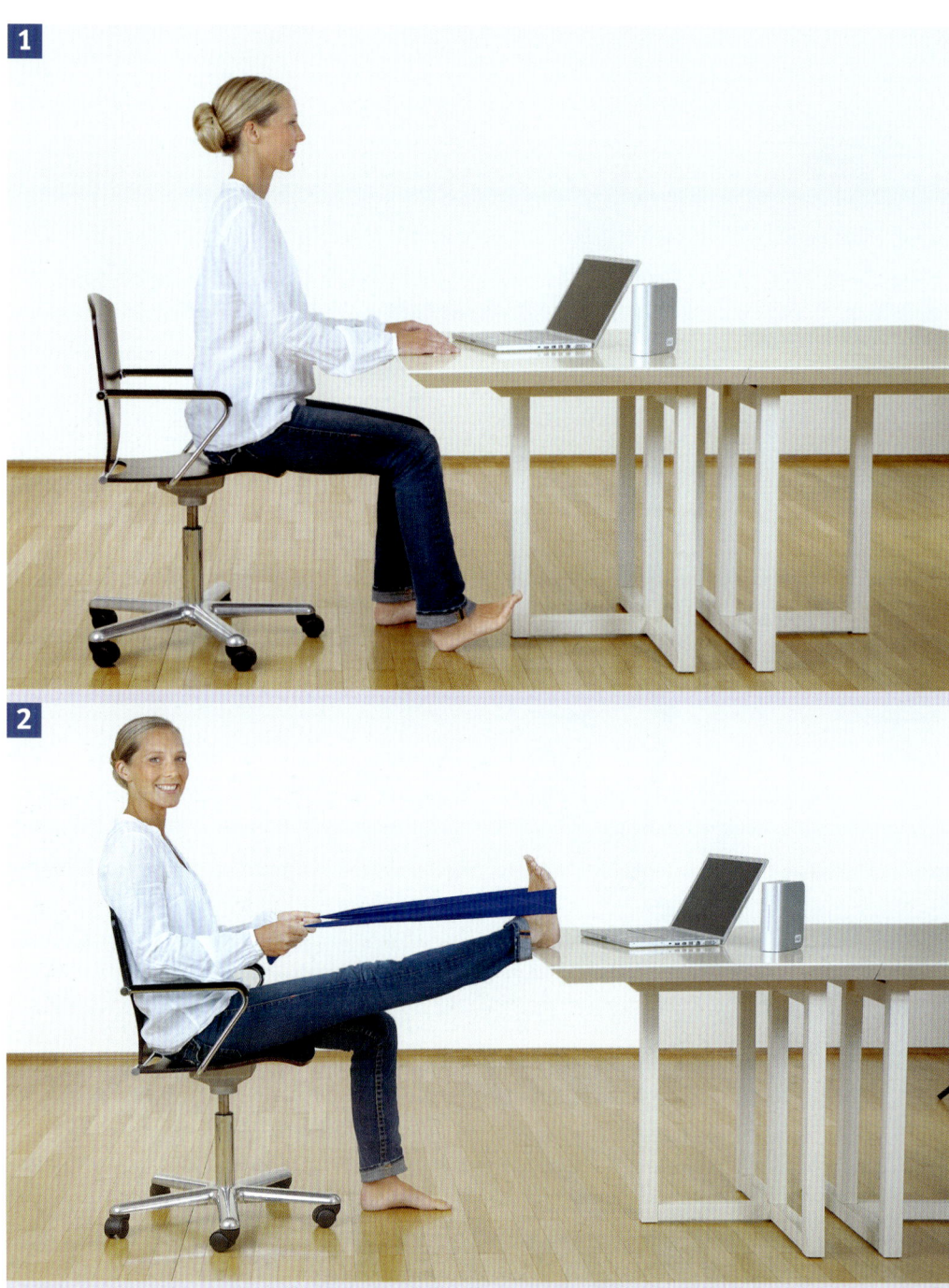

Variation 1

1 Sie können während des normalen Schreibens am Computer ab und zu die Ferse nach unten drücken und dadurch nebenbei für eine Beinkräftigung sorgen.

● Außerdem wirkt sich diese Übung auch positiv auf die Lendenwirbelsäule und die Haltung aus.

Variation 2

● Im schnellen Wechsel die rechte und linke Ferse nacheinander nach unten drücken.

● Diese Übung kann auch sehr gut auf einem Balance Pad, das Sie unter den Schreibtisch liegen haben, ausgeführt werden.

Hinweis: Diese Übung und die Variationen tun nicht nur den Knien gut, sondern entlasten auch Ihre Venen. Langes Sitzen führt oft zu Venenstau und schweren Beinen.

Übung 4

Dehnung der hinteren Oberschenkelmuskulatur

● Legen Sie wie bei Übung 2 wieder die Ferse eines Beines auf den Schreibtisch. Diesmal dürfen Sie das Bein ganz strecken.

● Dann ziehen Sie den Fuß dieses Beines nah in Richtung Körper. Jetzt spüren Sie die Dehnung vor allem in der Wadenmuskulatur und der Kniekehle.

● Die Dehnung 20–30 Sekunden lang halten. Das Ganze im Wechsel mit dem anderen Bein üben.

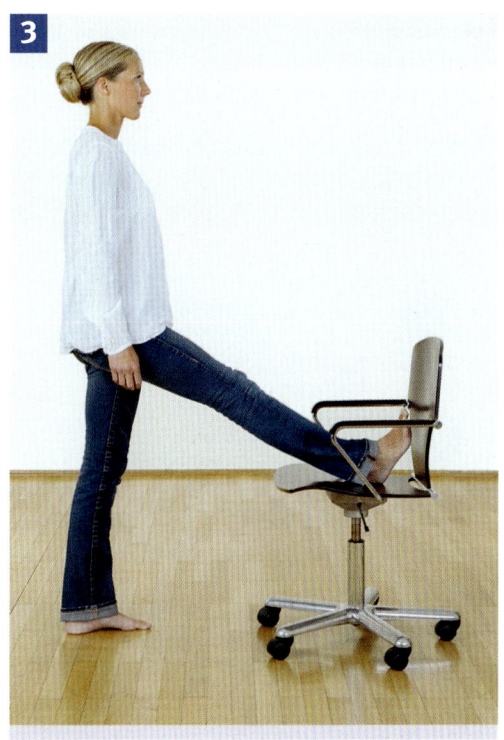

Variation 1

2 Noch besser gelingt die Übung, wenn man einen Gürtel, ein Seil, einen Schal, ein Handtuch oder ein Thera-Band® um den Fuß des angehobenen Beines legt und dann den Fuß zu sich heranzieht. Das Bein bleibt dabei gestreckt.

Variation 2

3 Sie können diese Übung auch im Stehen vor dem Schreibtischstuhl ausführen. In diesem Fall legen Sie die Ferse auf die Sitzfläche des Stuhles. Dann das Bein strecken und den Fuß zu sich heranziehen; eventuell mit einem Thera-Band® oder etwas Ähnlichem.

Übung 5

Kräftigung und Gelenkschmiere anregen

Für diese Übung benötigen Sie 2 Noppenbälle (etwa 10 cm Durchmesser). Dies ist eine sehr schöne, angenehme und effektive Übung. Noppenbälle sollten in keinem Büro fehlen.

1 Setzen Sie sich aufrecht auf einen Stuhl vor dem Schreibtisch. Die Knie können sich

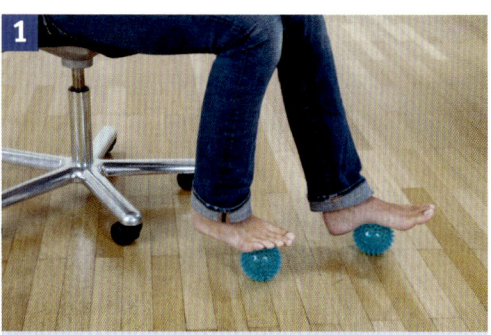

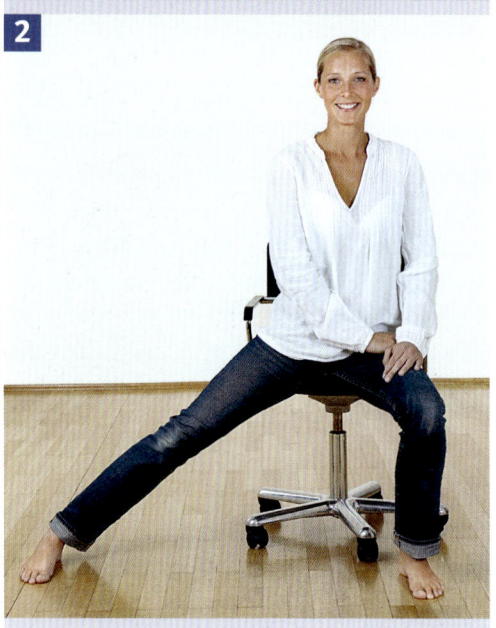

ruhig unter dem Schreibtisch befinden. Sie stehen etwa hüftbreit auseinander.

● Legen Sie beide Noppenbälle unter je einen Fuß und rollen Sie dann zuerst den rechten Fuß 10–20-mal geradeaus vor und zurück; danach den linken. Wechselseitig üben.

Variation 1

Während Sie einen Fuß nach vorne rollen, rollen Sie den anderen zurück. Zur Abwechslung können Sie auch den vorrollenden Fuß leicht nach außen rollen. Führen Sie diese Übung ab und zu auch abends vor dem Fernseher oder beim Zeitunglesen aus.

Übung 6

Dehnung der Beininnenseite

Sie brauchen zur Seite hin Beinfreiheit.

2 Setzen Sie sich aufrecht auf das vordere Drittel des Schreibtischstuhls und spreizen Sie dann das rechte Bein ab und strecken es zur Seite. Die Hände können Sie auf dem Ruhebein ablegen. Der Fuß des linken Beines zeigt leicht nach außen und das linke Knie zeigt über die Zehenspitzen.

● Schieben Sie nun die Ferse des rechten Fußes seitlich weit weg, bis Sie eine Dehnung an der Oberschenkelinnenseite spüren. Beide Füße zeigen dabei nach vorne.

● Halten Sie die Dehnung 20–30 Sekunden, dann das Bein zurückführen und der Dehnung nachspüren. Im Wechsel mit dem anderen Bein üben.

Übungsprogramm 2 – Übungen am Tisch

Die Übungen auf einem Tisch oder einer anderen Erhöhung sind ganz besonders zu empfehlen, da das Gelenk in dieser Position durch Zug wunderbar entlastet wird. Zudem kann die Gelenkschmiere so am besten angeregt werden. Diese Übungen sind auch nach Knieoperationen sehr empfehlenswert.

Übung 1

Gelenkschmiere anregen

1 Setzen Sie sich auf einen Tisch, einen höhenverstellbaren Stuhl oder eine andere Erhöhung, sodass Sie die Unterschenkel herunterhängen lassen können, ohne dass die Füße den Boden berühren. Die Knie sind hüftbreit geöffnet.

● Dann pendeln Sie die Unterschenkel locker gegengleich vor und zurück. Die Bewegungen sollten klein, locker und ohne großen Muskelaufwand durchgeführt werden.

● 1–3 Minuten oder länger ausführen. In dieser Haltung sorgt schon allein das Gewicht der herabhängenden Unterschenkel durch Zug für Entlastung der Kniegelenke.

Hinweis: Zur Steigerung der entlastenden Wirkung können Gewichtsmanschetten (0,5–1 kg) angebracht werden. Übertreiben Sie dabei aber keinesfalls mit dem Gewicht – hier gilt nicht die Devise »Viel hilft viel«! Eine höhere Anzahl von Übungswiederholungen bringt mehr als zu schwere Gewichte.

Variation 1

Pendeln Sie zuerst das rechte Bein hin und her, dann das linke.

Variation 2

Kreisen Sie beide Unterschenkel aus den Kniegelenken heraus gegeneinander; zuerst in die eine Richtung, dann in die andere.

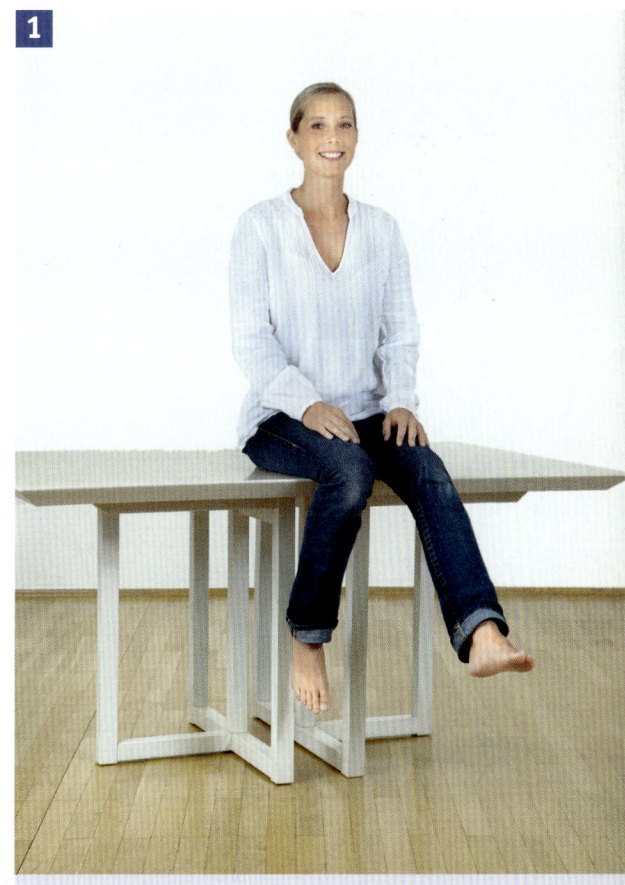

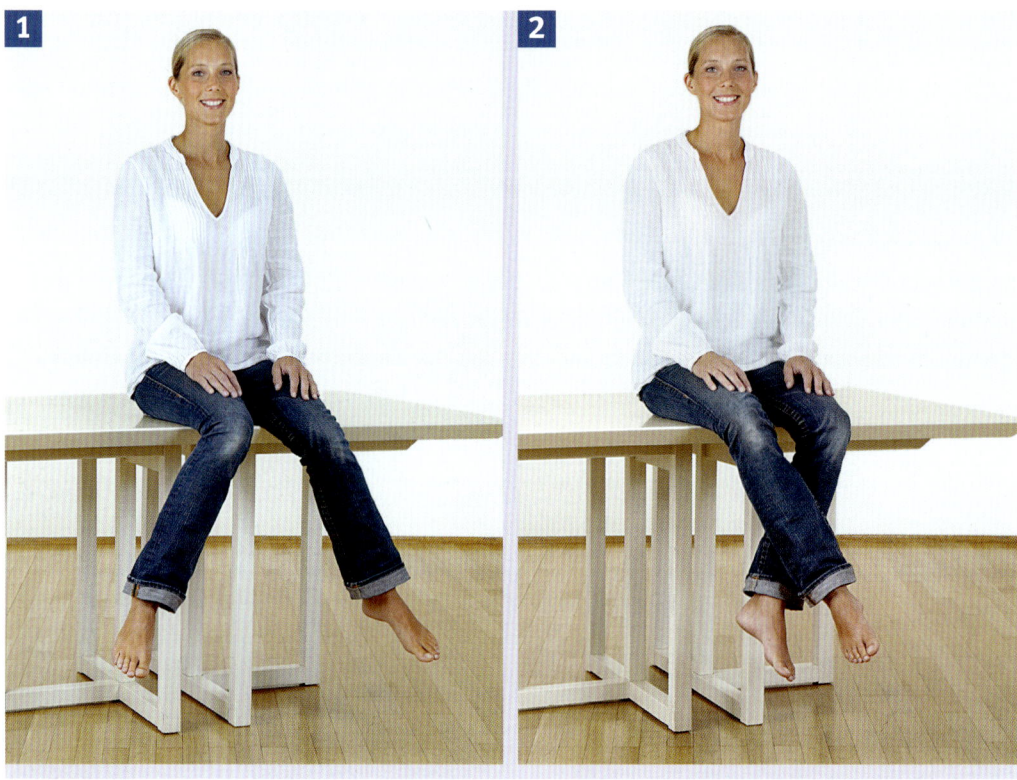

Übung 2
*Gelenkschmiere anregen und Mobilisation
des Kniegelenks*

Die Übung besteht aus zwei Teilen: Setzen Sie
sich aufrecht auf den Tisch, lassen Sie die Unterschenkel. Die Füße sind locker.

1 Bewegen Sie dann die Unterschenkel im
Wechsel nach außen und innen.

2 Wenn Sie sie nach innen bewegen, dürfen
sie sich überkreuzen. Diese Bewegung geschieht ganz locker aus den Knien heraus.
4–8-mal wiederholen.

• Dann halten Sie die Oberschenkel und Knie
ruhig; sie befinden sich wieder hüftbreit auseinander. Lassen Sie beide Unterschenkel
sanft gegeneinander 4-mal in eine Richtung,
dann in die andere Richtung kreisen.
• Die ganze Übung 4–6-mal wiederholen.

Übung 3
Kräftigung der Kniestreckmuskulatur

3 Setzen Sie sich wieder wie oben aufrecht
auf einen Tisch oder eine entsprechende Erhöhung, sodass Sie die Unterschenkel locker
herunterhängen lassen können.

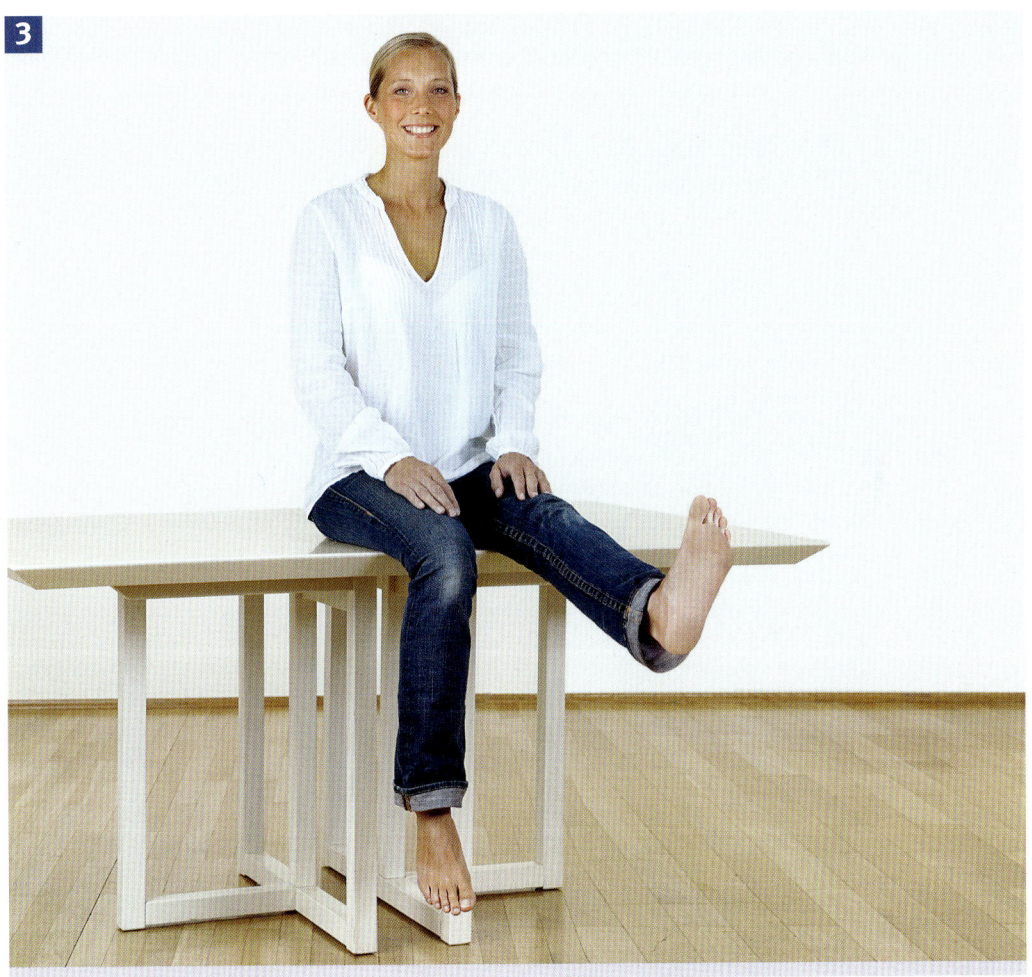

● Beugen Sie dann einen Fuß an und ziehen Sie die Fußspitze nach oben. Strecken Sie unter dieser Spannung das Knie bzw. den Unterschenkel nach vorne, dann wieder beugen. 6–10-mal, dann die andere Seite.

Variation

Auch sehr angenehm und effektiv: Wie oben ein Bein nach vorne strecken und anschlie-ßend das Bein locker auspendeln lassen. Im Wechsel mit dem anderen Bein üben. Pendeln Sie so lange, wie Sie wollen. Das Pendeln ist eine wunderbare Übung für die Knie. Das Gelenk ist dabei auch sehr gut entlastet.

Hinweis: Diese Übung lege ich Ihnen besonders ans Herz, wenn Sie den Knorpel lange erhalten wollen und wenn Ihre Knie im Alltag stark belastet sind.

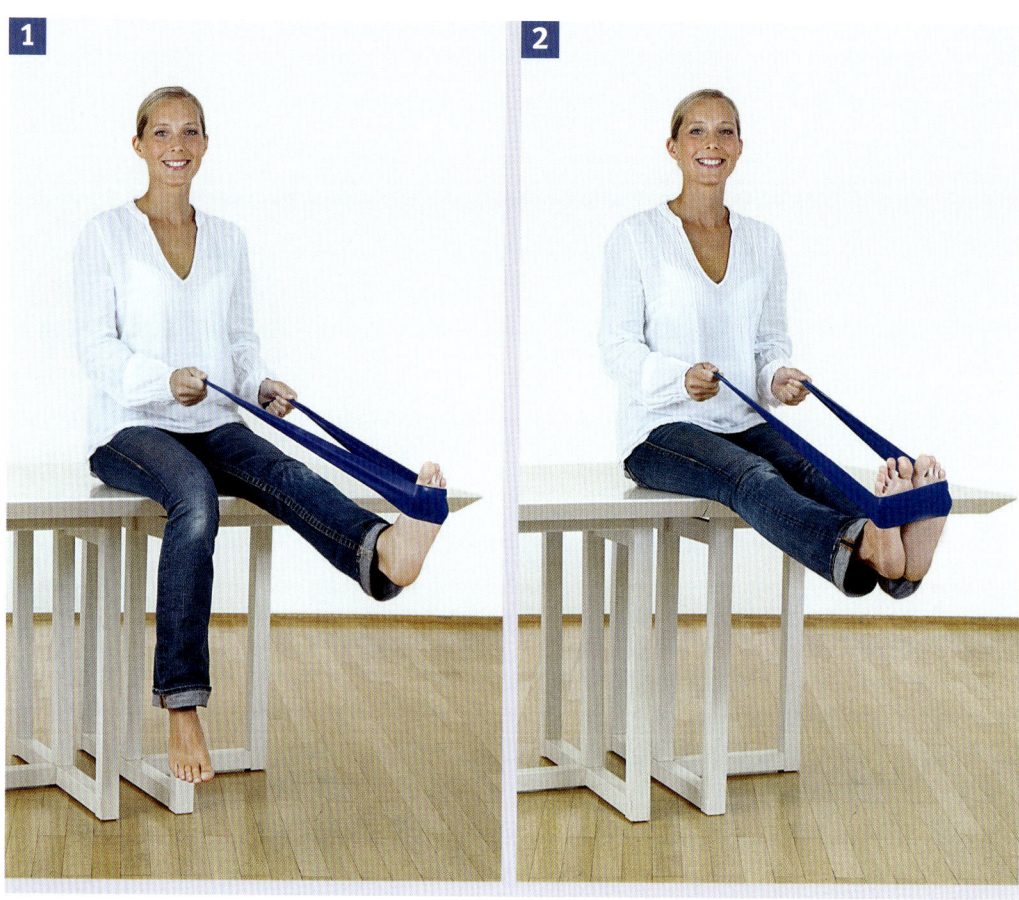

Übung 4

Kräftigung der Kniestrecker ohne zu große Belastung des Kniegelenks

Für diese Übung benötigen Sie ein Thera-Band®. Legen Sie es neben sich auf den Tisch.

1 Setzen Sie sich aufrecht auf einen Tisch oder eine ähnliche Erhöhung und lassen Sie die Unterschenkel schwer nach unten hängen. Beugen Sie den rechten Fuß an und legen Sie nun das Thera-Band® um den rechten Fußballen (Vorfuß). Halten Sie beide Thera-Band®-Enden mit den Händen rechts und links so fest, dass das Band gespannt ist.

● Beugen und strecken Sie dann das rechte Bein gegen den Bandwiderstand 6–10-mal. Im Wechsel mit dem anderen Bein üben.

Hinweis: Sie können, je nach Trainings-zustand, das Band mehr oder weniger stark spannen.

Übung 5
Kräftigung und Lockerung

Diese Übung besteht auch aus zwei Teilen.
Setzen Sie sich wieder aufrecht auf einen
Tisch und lassen Sie die Unterschenkel
schwer nach unten hängen. Legen Sie dann
das Thera-Band® um beide Fußballen. Die
Knie und Füße sind dabei hüftbreit geöffnet.
Das Thera-Band® ist wieder so stark ge-
spannt, wie Sie es als angenehm empfinden.

2 Beugen und strecken Sie beide Füße mit
dem Thera-Band® 4-mal. Beim fünften Mal
halten Sie die Beine gestreckt nach vorne; die
Füße sind immer noch hüftbreit auseinander.
● Jetzt die Füße 8-mal gegen den Widerstand
des Thera-Bandes® in ganz kleinen, minimalen Bewegungen nach außen wippen.
● Den gesamten Durchgang 4-mal wiederholen.

Übung 6
Dehnung des Wadenmuskels (Kniebeuger)
und der Achillessehne

3 Legen Sie wieder ein Thera-Band® neben
sich und setzen Sie sich aufrecht auf einen
Tisch oder eine andere Erhöhung. Lassen Sie
die Unterschenkel einige Male locker baumeln.
● Legen Sie dann ein Thera-Band® um den
rechten Vorfuß und strecken Sie das Bein
nach vorne aus, sodass das Knie sich in der
Verlängerung des Oberschenkels befindet.
Halten Sie das Band rechts und links neben
sich mit beiden Händen gespannt fest.

● Lassen Sie dann den Unterschenkel mit
dem leicht gespannten Thera-Band® 8-mal
vor und zurück baumeln.
● Dann lassen Sie das Bein etwa waagerecht
nach vorne gestreckt und ziehen mit dem
Thera-Band® den Fuß in Richtung Körper.
Dabei werden Sie eine Dehnspannung
im Wadenmuskel und in der Achillessehne
spüren.

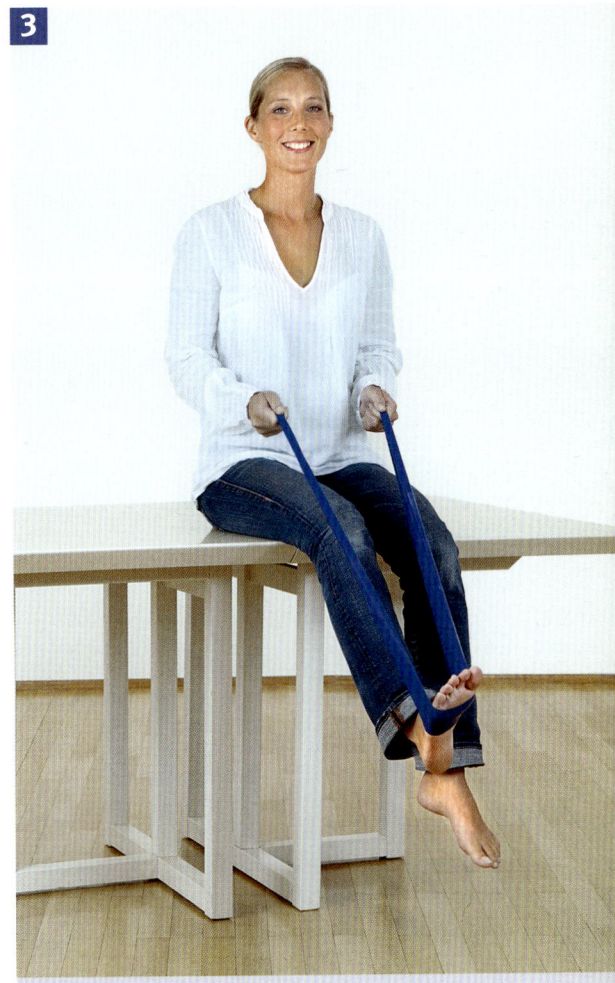

Übungsprogramm 3 – Übungen an der Treppe

Eine der im Alltag belastendsten Bewegungsabläufe für das Knie ist das Treppensteigen, insbesondere das Treppenhinabgehen.
Die Übungen in diesem Übungsprogramm machen den Bewegungsablauf klarer und stärken die dafür zuständigen Knie- und Beinmuskeln.

Das Treppengeländer dient als Gleichgewichtshilfe (nicht als Stützhilfe; außer nach »frischen« Knieoperationen).
Für die meisten Übungen können Sie auch einen Schemel oder ein Fußbänkchen benutzen. Falls Sie all dies nicht in unmittelbarer Nähe haben, tun es auch zwei oder drei Telefonbücher.

Übung 1

Dies ist eine sehr angenehme Lockerungsübung für das Spielbein, während gleichzeitig die Kniestreckmuskulatur des Standbeins gekräftigt wird.

1 Stellen Sie sich seitlich auf die unterste Stufe einer Treppe und stützen Sie sich mit den Händen vorne am Geländer oder an einer Wand ein wenig ab.
● Beugen Sie das Knie des Standbeins leicht und lassen Sie das Spielbein schwer nach unten hängen.
● Pendeln Sie es dann leicht und locker, ohne Kraftaufwand vor und zurück, 20–30 Sekunden. Drehen Sie sich dann um und pendeln Sie mit dem anderen genauso lange.

Hinweis: Achten Sie beim Stand darauf, dass das Knie nicht nach innen oder außen, sondern über die Fußspitzen zeigt. Wenn Sie wollen, können Sie beim Spielbein eine Gewichtsmanschette (0,5–1 kg) benutzen.

Übung 2

Kräftigung und Wahrnehmung der Beinmuskulatur beim Treppabgehen

2 Stellen Sie sich auf die unterste Stufe einer Treppe, als ob Sie hinuntergehen wollten, also mit dem Blick nach vorne.

● Tun Sie so, als ob Sie mit einem Fuß herabsteigen, aber tippen Sie nur mit der Fußspitze kurz unten auf dem Boden auf und ziehen

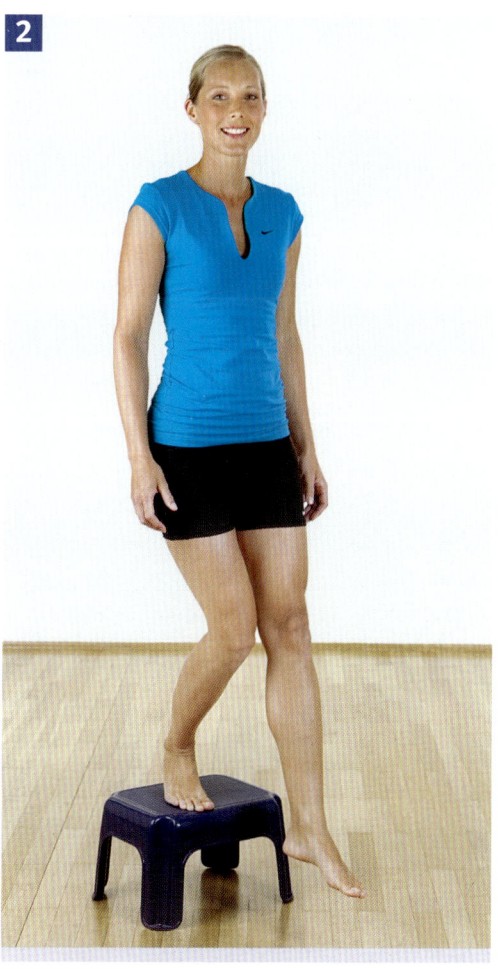

Sie den Fuß wieder zurück. Das Knie des Standbeins wird dabei gebeugt und gestreckt.

● Die Streckmuskeln werden bei diesem Bein spürbar gekräftigt. Außerdem bekommt man mehr Sicherheit beim alltäglichen Treppenhinabgehen. 10–20-mal, dann mit dem anderen Bein üben.

Hinweis: Achten Sie unbedingt darauf, dass das Knie des Standbeins nicht nach innen oder außen zeigt, sondern gerade nach vorne über die Fußspitzen.

Variation 1

Führen Sie diese Bewegung im flüssigen Wechsel mit dem anderen Bein aus.

Variation 2

Tippen Sie mit der rechten Fußspitze nach unten und beugen und strecken Sie dann das Standbein 6–10-mal; im Wechsel mit dem anderen Bein üben.

Mein Rat

Wandern Sie gern in den Bergen? Dann vergessen Sie bitte die beliebte Streckenwahl »mit der Bergbahn hinauf und zu Fuß wieder hinab«. Der »mühsame« Aufstieg trainiert Herz, Kreislauf und Muskeln, während der vermeintlich leichte Abstieg eine Strapaze für Knöchel, Knie- und Hüftgelenke ist.

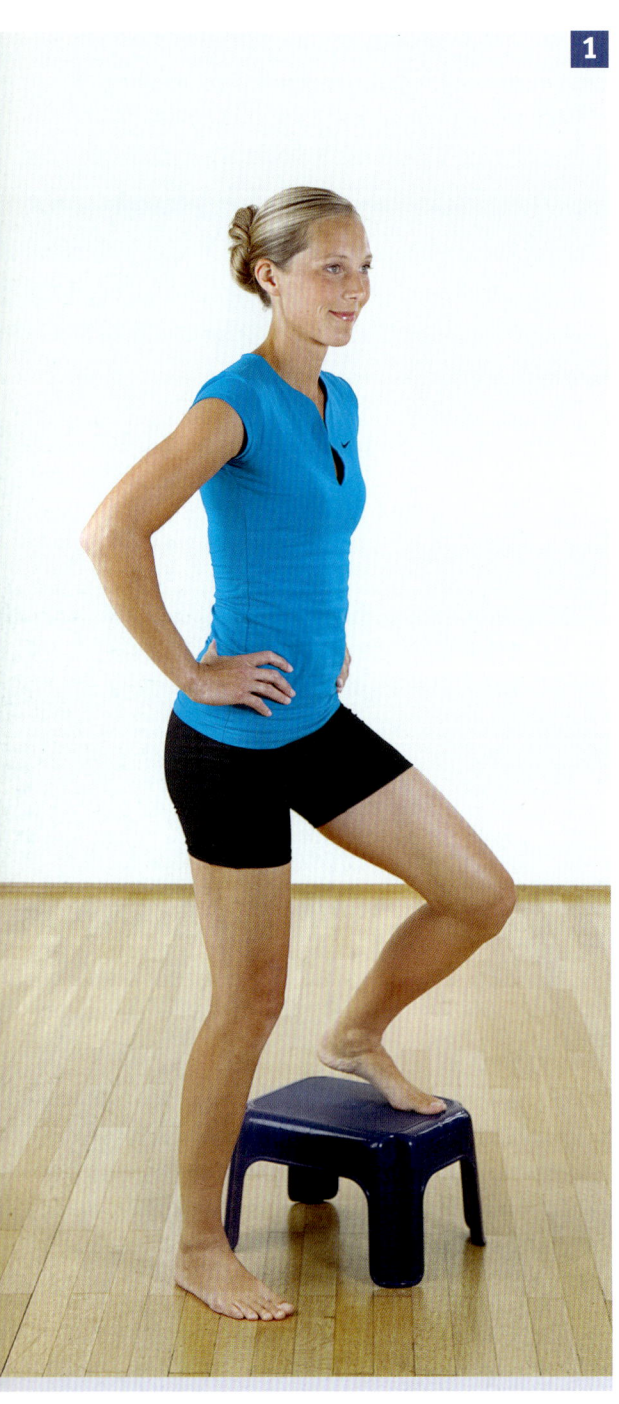

1

Übung 3
Kräftigung der Beinmuskulatur und
Wahrnehmung der Kniebalance

1 Stellen Sie sich seitlich auf die oberste
Stufe einer Treppe, sodass Sie die Hände auf
das Geländer legen können.
● Steigen Sie dann mit dem vorderen Bein
seitlich auf die untere Stufe, anschließend
wieder hoch.
● 6–10-mal langsam, aber in einem flüssigen
Bewegungsablauf die Stufen runter- und wieder hinaufsteigen.
● Dann drehen Sie sich um und wechseln die
Seite und wiederholen die gesamte Übung
noch einmal.

Variation 1
Gehen Sie seitlich die ganze Treppe hinab und
wieder hinauf.

Variation 2
● Steigen Sie zuerst mit dem vorderen Bein
seitlich auf die unterste Stufe, dann mit dem
zweiten Bein.
● Bleiben Sie einen Moment auf beiden
Füßen stehen. Beugen und strecken Sie die
Knie 4–6-mal auf der Stelle. Steigen Sie dann
auf die gleiche Weise auf die nächsten Stufen.
Achten Sie dabei auf eine aufrechte Haltung.

Hinweis: Variieren Sie die Übung, wenn Sie
sich sicher fühlen, indem Sie Treppenstufen
unterschiedlicher Höhe benutzen. Es eignen
sich auch Fußbänkchen oder Mäuerchen.

Übung 4
Kräftigung und bewusstes Wahrnehmen
der Treppengehbewegung

Dies ist die sehr wirkungsvolle »Schmidtchen-Schleicher-Übung«.

2 Gehen Sie ganz bewusst die Stufen einer Treppe hoch und danach wieder runter.
● Wiederholen Sie dies einige Male.
● Führen Sie diese Übung besonders langsam, schleichend und geräuschlos aus.
● Nehmen Sie dabei das Treppengehen bewusst wahr: Wie Sie den Fuß beim Nachuntengehen aufsetzen und abrollen und wie Sie sich beim Nachobengehen mit dem hinteren Fuß abdrücken.
● Nehmen Sie die Kniestellung wahr: Wie sich das Knie in einer Linie mit der Fußspitze befindet.
● Je langsamer Sie diese Bewegung ausführen, umso mehr werden auch die Beinmuskeln gekräftigt.
● Wenn Sie eine Hand am Geländer haben , können Sie geradeaus schauen und den Kopf aufrecht halten .
● Legen Sie bei dieser Übung doch auch einmal ein Buch auf den Kopf, sodass der ganze Oberkörper aufrecht bleibt.

Hinweis: Nehmen Sie sich ein Beispiel an den Bewegungen einer sich anschleichenden Katze. Beobachten Sie, wie diese sich ganz langsam und kontrolliert bewegt, jede Pfote so sanft aufsetzt, dass keinerlei Geräusch hörbar wird. Versuchen Sie ab und zu, ebenso lautlos aufzutreten.

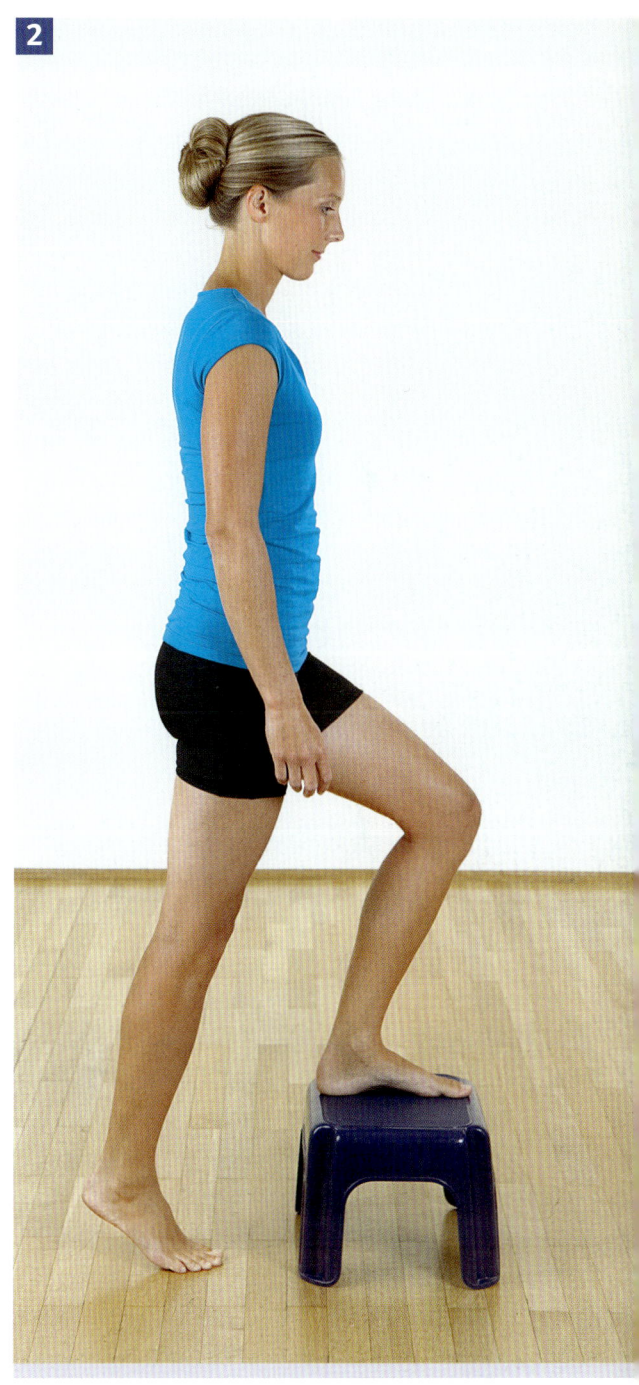

Übung 5

Dehnung der Kniestrecker und des inneren Hüftlendenmuskels

1 Stellen Sich frontal vor eine Treppe und machen Sie mit einem Bein einen großen Schritt auf die zweite oder dritte Treppenstufe (je nach Körpergröße und Trainingszustand). Beide Füße zeigen nach vorne; das hintere Bein ist jetzt gestreckt, das vordere gebeugt.

2 Verlagern Sie das Gewicht auf das vordere Bein und legen Sie beide Hände auf diesen Oberschenkel ab. Der Rücken bleibt dabei aufrecht, ebenso Kopf und Hals. Sie spüren jetzt eine Dehnspannung in der Leiste des gestreckten Beines.

● Um die Dehnung noch zu verstärken, können Sie diese Leiste noch bewusst etwas nach vorne schieben (eventuell den Gesäßmuskel auf dieser Seite anspannen).
● Halten Sie die Dehnung 20–30 Sekunden und lassen Sie den Atem ruhig weiterfließen. Dann das Bein zurückstellen. Im Wechsel mit der anderen Seite üben.

Übung 6

Dehnung der Wadenmuskulatur und der Schienbeinmuskulatur

3 Stellen Sie sich frontal vor eine Treppe; wenn Sie wollen. können Sie sich mit einer Hand am Geländer festhalten.

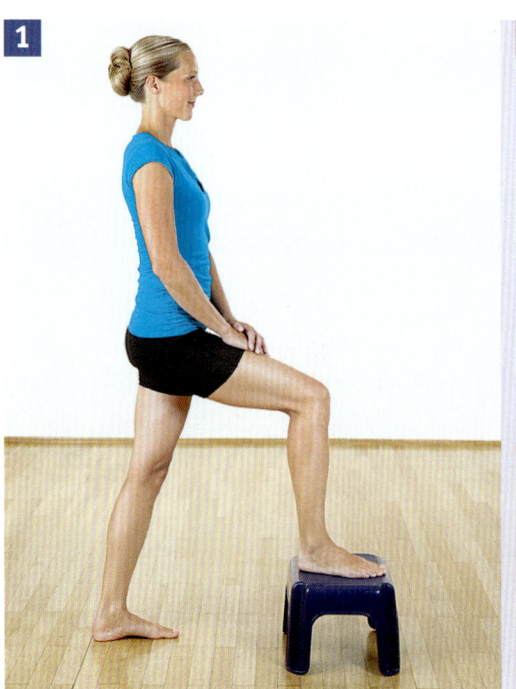
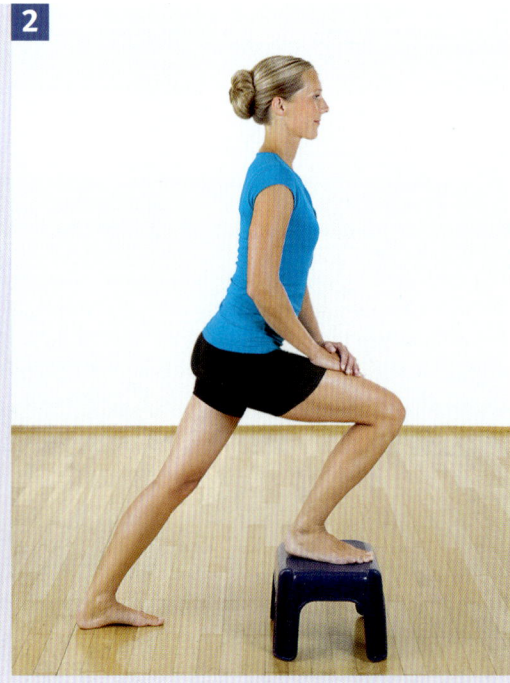

● Heben Sie dann ein Bein an und setzen Sie die Ferse auf die zweite, dritte oder (je nach Trainingszustand) vierte Stufe. Die Fußspitzen des Standbeins zeigt nach vorne in Richtung Treppe. Das Knie ist ein klein wenig gebeugt. Das andere Bein ist gestreckt.

● Ziehen Sie nun den Fuß des aufgelegten Beines zum Körper hin an und spüren Sie dabei die deutliche Dehnung in der Wadenmuskulatur sowie der Achillessehne.

● Die Dehnung 20–30 Sekunden halten; danach strecken Sie die Fußspitze dieses Beines nach vorne und spüren die Dehnung in der vorderen Schienbeinmuskulatur sowie dem Fußrist.

● Halten Sie diese Dehnung ebenfalls 20–30 Sekunden; danach das Bein absetzen.

Spüren Sie einen Moment nach, wie sich die gedehnte Muskulatur wieder zusammenzieht. Im Wechsel mit dem anderen Bein üben.

Variation 1

Um die Beininnenseite zu dehnen, führen Sie die Übung wie oben aus, drehen jedoch den Fuß des Standbeins nach außen.

Variation 2

4 Um auch die Oberschenkelrückseite zu dehnen, führen Sie die Übung wie am Anfang aus, beugen jedoch den Oberkörper (mit geradem Rücken) aus den Hüftgelenken heraus ein klein wenig nach vorne.

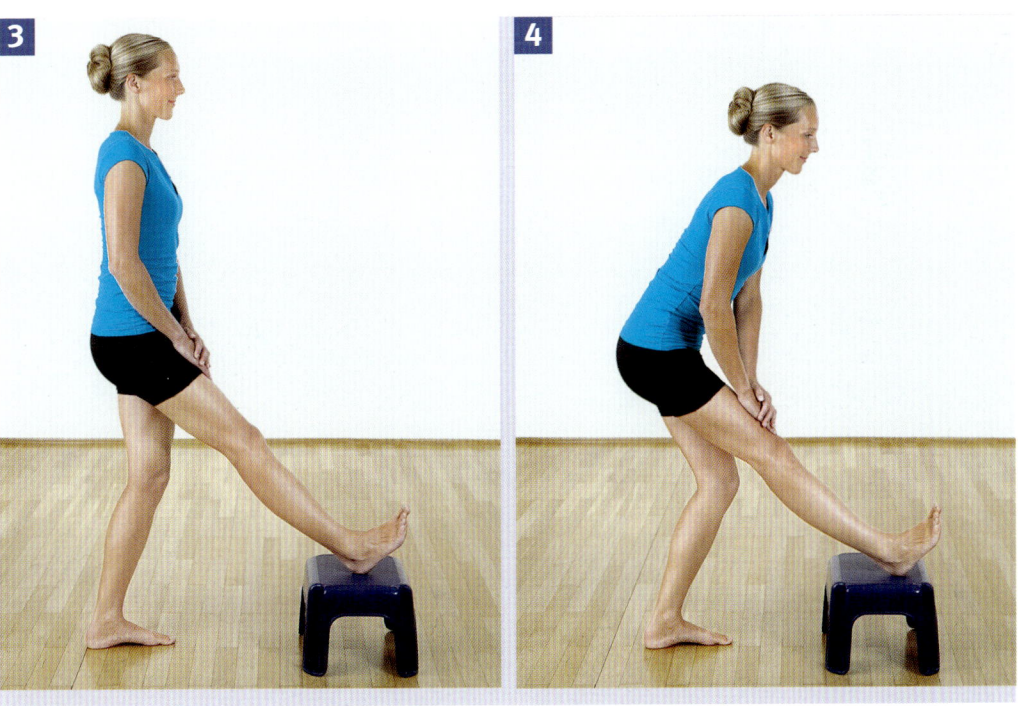

Übungsprogramm 4 – Übungen am Türrahmen

Ob im Büro, an einem anderen Arbeitsplatz oder zu Hause: in jedem Gebäude steht uns ein Türrahmen zur Verfügung. Auch dieser kann sehr gut für Übungen benützt werden.

Übung 1
Haltung und Lockerung; Pendeln

1 Stellen Sie sich mitten in den Türrahmen, sodass beide Körperseiten zum Türrahmen zeigen. Legen Sie beide Hände mit den Außenseiten (Kleinfingerseiten) an beide Türrahmen und drücken Sie sie leicht dagegen. Ihre Haltung sollte dabei gerade und aufrecht sein. Die Knie sind leicht gebeugt und die Füße stehen hüftbreit; die Fußspitzen zeigen nach vorne.

2 Heben Sie nun ein Knie bis fast zur Waagerechten an und pendeln Sie diesen Unterschenkel leicht und locker, ohne Kraftaufwand, vor und zurück; 20–30 Sekunden. Das Standbein ist dabei leicht gebeugt und der Fuß des Standbeins zeigt nach vorne. Im Wechsel mit dem anderen Bein üben.

Hinweis: Sie können für die Übungen auch ein Telefonbuch oder Balance Pad benutzen.

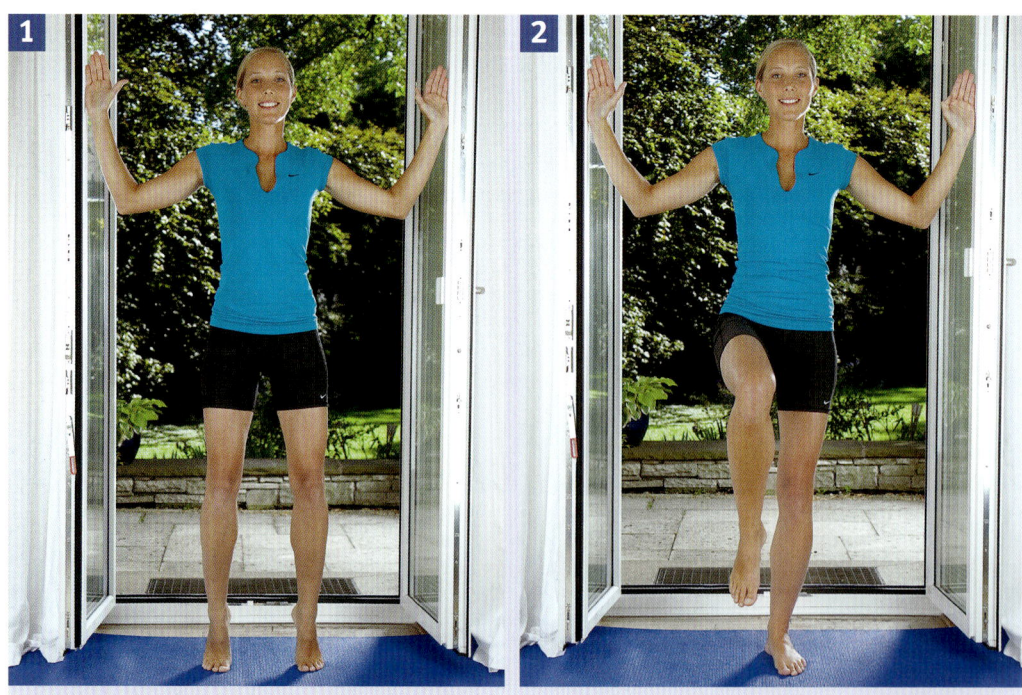

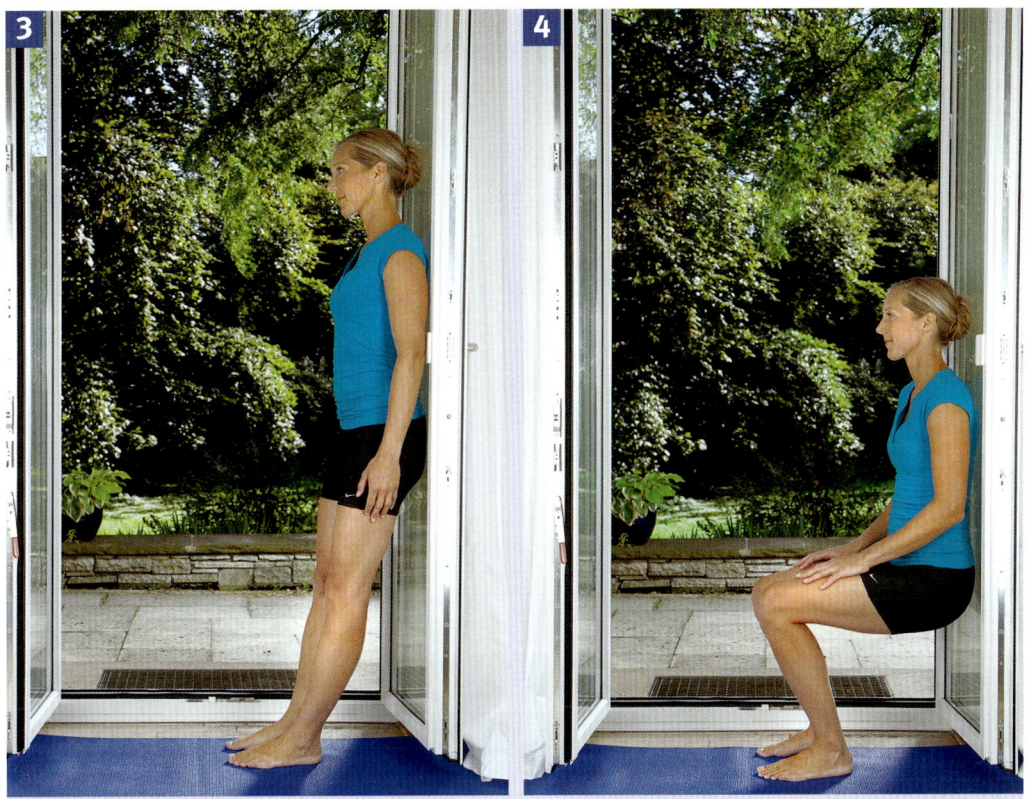

Variation

Nehmen Sie die Ausgangsposition wie oben ein, lassen Sie jedoch mit angehobenem Knie den Unterschenkel leicht und locker kreisen. Wechseln Sie dabei die Richtung – einmal rechts-, einmal linksherum kreisen.

Übung 2

Kräftigung der Oberschenkelmuskeln und Haltungsübung

3 Stellen Sie sich mit dem Rücken gegen einen Türrahmen (oder eine andere glatte Fläche). Die Füße sind 30–40 cm von dem Rahmen entfernt (Länge Ihres Oberschenkels). Die Füße stehen hüftbreit auseinander und die Fußspitzen zeigen nach vorne.

4 Beugen Sie nun die Knie und gleiten Sie mit dem Oberkörper angelehnt nach unten, bis die Knie im rechten Winkel sind. Halten Sie in dieser Stellung 6–10 Sekunden aus und lassen Sie dabei den Atem gelöst weiterfließen.

● Danach schieben Sie sich langsam wieder in die Ausgangsposition nach oben. Nach einer kurzen Pause wiederholen.

Übung 3
Dehnung der Oberschenkelvorderseite

Die Dehnung sollte an Übung 2 anschließen.

1 Stellen Sich sich vor einen Türrahmen und legen Sie die rechte Hand daran.
● Greifen Sie mit der rechten Hand den rechten Fuß und ziehen Sie die Ferse langsam und sanft in Richtung Po. Nur so weit ziehen, bis sich eine Dehnspannung einstellt. Machen Sie dabei kein Hohlkreuz, sondern schieben Sie die Leiste etwas nach vorne.

● Die Dehnung 20–30 Sekunden halten, dann das Bein absetzen und mit dem anderen Bein üben. Das Knie darf dabei nicht schmerzen, ansonsten die Übung sofort abbrechen.

Variation
2 Falls Sie bei dieser Übung Knieprobleme haben sollten, können Sie auch das Fußgelenk in ein zusammengefaltetes Handtuch legen und den Fuß mit dem Handtuch (verlängerter Arm) ganz sanft in Richtung Gesäß ziehen.

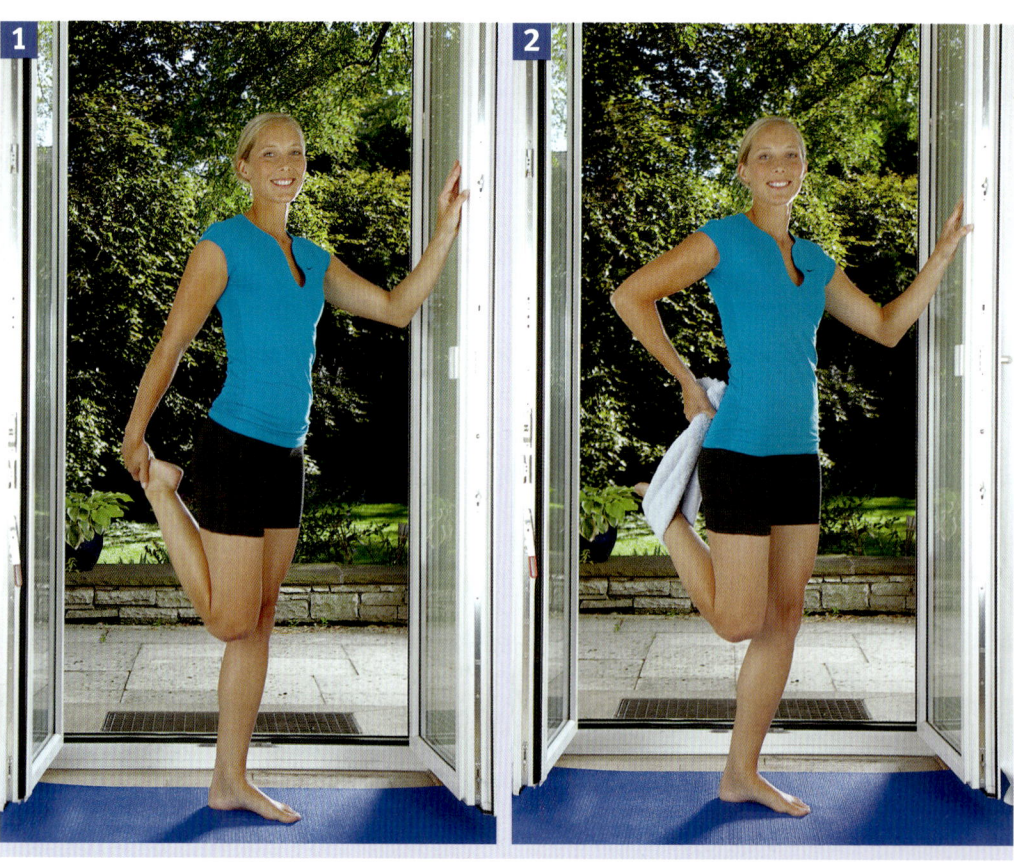

Übung 4
Mobilisation des Kniegelenks

3 Stellen Sie sich wie bei Übung 2 mit dem Rücken gegen einen Türpfosten innerhalb des Türrahmens.

● Die Knie sind leicht gebeugt, die Fußspitzen zeigen nach vorne. Die Arme hängen locker herab.

● Heben Sie dann im Wechsel das rechte und das linke Knie an und tippen Sie jeweils mit den Fußspitzen an den Türpfosten auf der anderen Seite.

● Beginnen Sie unten und tippen Sie dann jedes Mal ein klein wenig höher und dann wieder niedriger.

Variation
Hierfür sollten Sie an dem Türpfosten stehen, an dem sich die Türangel befindet. Tippen Sie mit den Fußspitzen nicht innen, sondern jeweils an der Außenseite des Türpfostens rauf und runter.

Mein Rat

Viele der hier beschriebenen Übungen sind noch effektiver, wenn Sie im Schwimmbad in etwa hüfthohem Wasser trainieren. Durch die Schwerelosigkeit im Wasser werden die Gelenke geschont, während der Wasserwiderstand einen höheren Einsatz von Muskelkraft zur Bewegungsausführung erfordert.

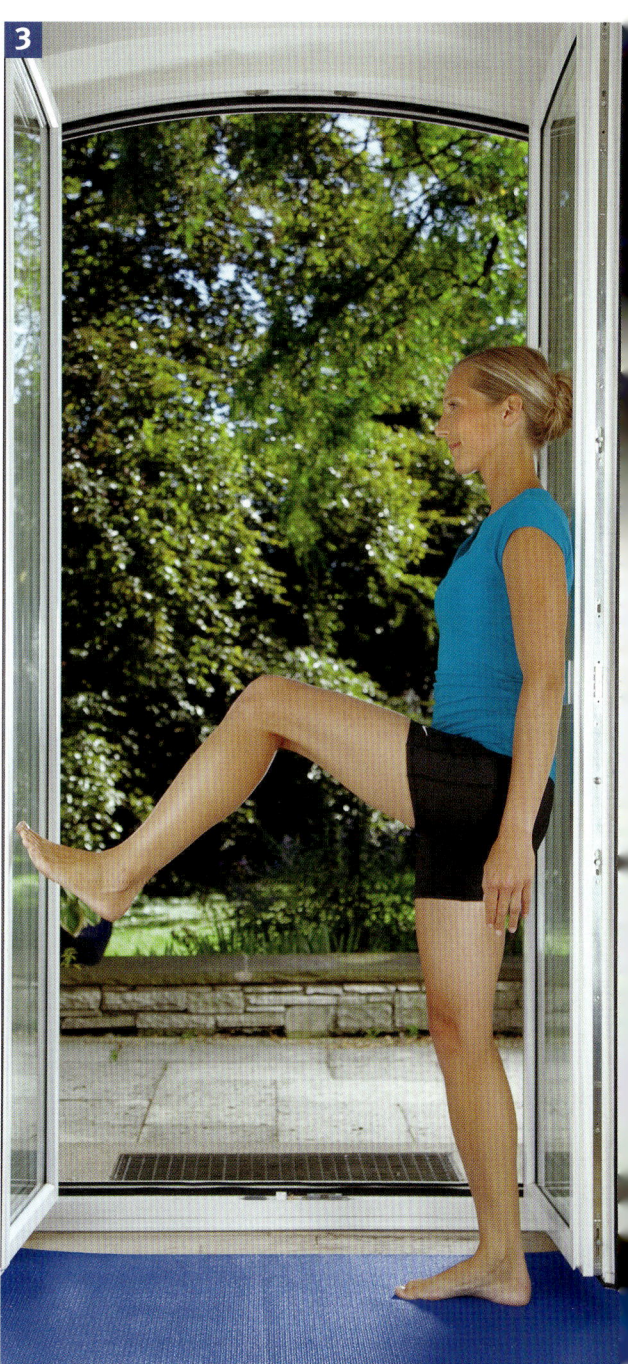

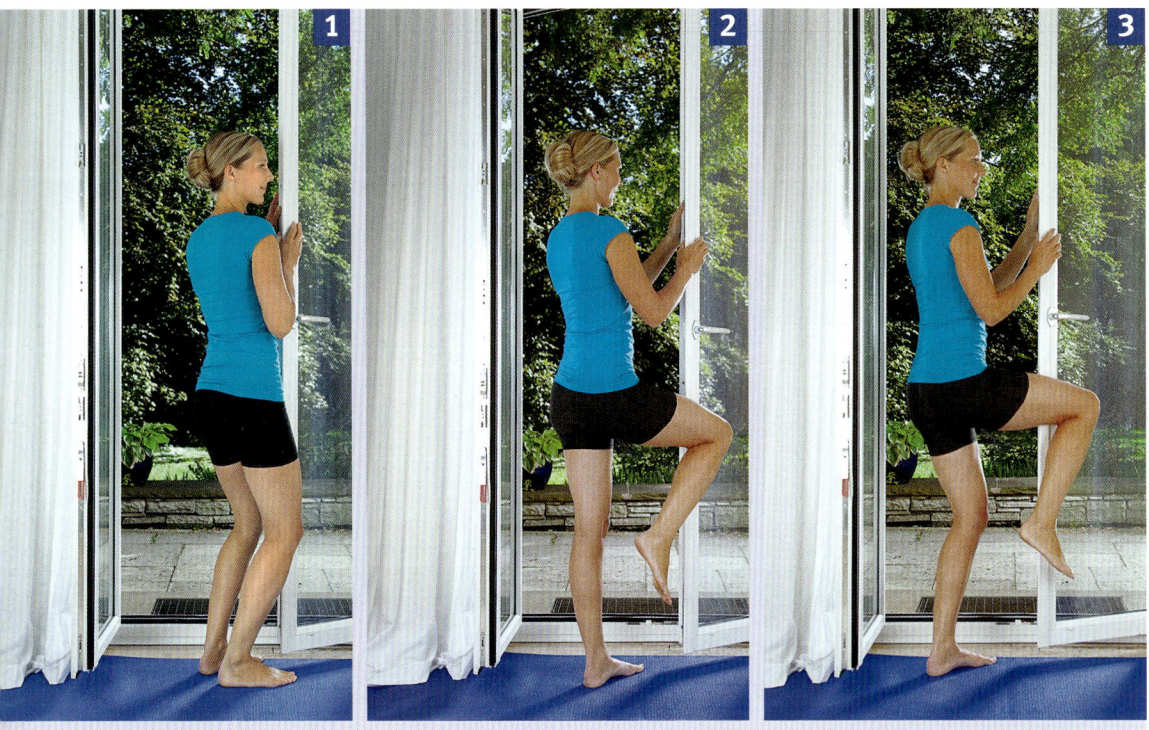

Übung 5

*Kräftigung der Oberschenkelinnen-
oder -außenseite*

1 Stellen Sie sich vor einen Türpfosten oder
eine offene Tür und legen Sie die rechte
Hand an die eine Außenseite und die linke
Hand an die andere Außenseite des Pfostens,
bzw. eine Hand an die eine Türschnalle, die
andere an die andere Türschnalle. Sie stehen
einen kleinen Schritt vor dem Pfosten oder
der Tür und die Knie sind leicht gebeugt.

2–3 Heben Sie dann ein Knie etwas an und
drücken die Innenseite des Oberschenkels
gegen die Außenseite des Türpfostens bzw.

eine Seite der Tür. Achten Sie darauf, dass
die Fußspitze des Standbeins nach vorne
zeigt und das Knie leicht gebeugt bleibt.
● Halten Sie die Spannung 6–10 Sekunden,
dann locker lassen und das Bein abstellen.
Abwechselnd mit dem anderen Bein üben.

Variation

Die Übung können Sie auch so üben, dass Sie
die Außenseite des Oberschenkels gegen die
andere Seite des Türpfosten oder der Tür drücken. Achten Sie darauf, dass Sie nicht den
Atem anhalten, während Sie mit dem Schen-
kel Druck ausüben. Der Atem sollte während
der ganzen Übung ruhig fließen.

Übung 6

Kräftigung der Oberschenkelrückseite

4 Stellen Sie sich in einen Türrahmen, und zwar nahe an den vorderen Türpfosten. Legen Sie die Hände etwa in Schulterhöhe vorne von außen an den Türpfosten, um einen guten Halt zu haben.

● Beugen Sie dann einen Unterschenkel hinten an, sodass er etwa waagerecht ist, und legen Sie die Fußsohle an den Gegenpfosten. Das Standbein bleibt im Knie leicht gebeugt und die Fußspitze zeigt nach vorne.

● Drücken Sie mit der Fußsohle kräftig nach hinten gegen den Pfosten und halten Sie die Spannung 6–10 Sekunden.

● Dann locker lassen und das Bein abstellen. Im Wechsel mit dem anderen Bein üben.

Übung 7

Dehnung der Oberschenkelrückseite

5 Legen Sie sich vor den Türpfosten einer geöffneten Tür, sodass Sie mit dem Gesäß ganz nah dran sind.

● Das eine Bein strecken Sie durch den Türrahmen nach vorne, das andere Bein legen Sie außen an den Türpfosten oder an der Wand nach oben. Dadurch wird die Rückseite des Oberschenkels gedehnt.

● In dieser passiven Dehnlage können Sie 30–60 Sekunden bleiben. Sie sollten dabei ganz entspannt sein und sich nur auf die Dehnung konzentrieren. Den Atem gelöst fließen lassen.

● Wechseln Sie dann die Position, sodass Sie das andere Bein hochstrecken können.

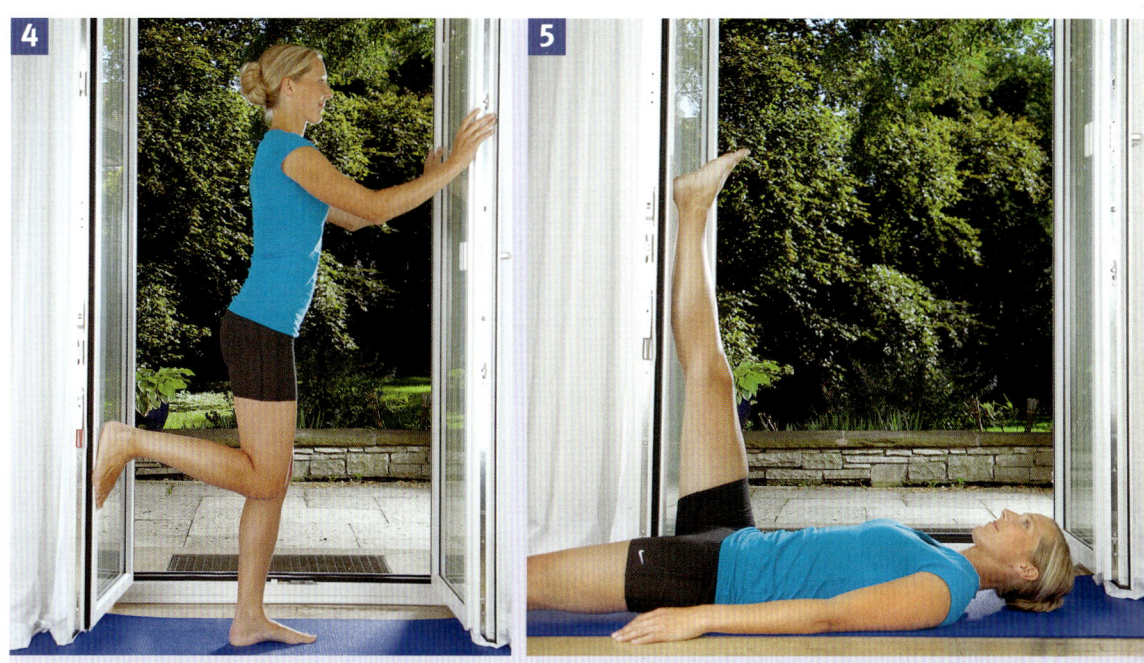

Übungsprogramm 5 – Übungen mit einem Stuhl mit Lehne

Für einige der folgenden Übungen benötigen Sie zwei Stühle bzw. einen Stuhl und einen Hocker: einen Stuhl, auf dem Sie sitzen, und einen Stuhl vor Ihnen. Der Stuhl vor Ihnen sollte vier Füße haben (also kein Schreibtischstuhl).

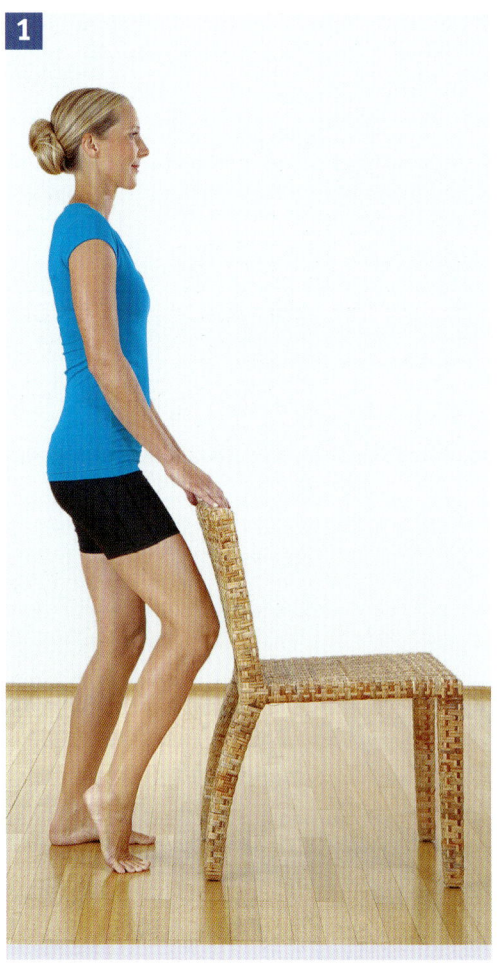

Übung 1

Mobilisation und Kräftigung der Oberschenkelmuskeln

1 Stellen Sie sich hinter einen Stuhl und legen Sie beide Hände auf die Lehne.

● Achten Sie auf einen korrekten Stand, bei dem die Knie hüftbreit geöffnet sind und über die Fußspitzen zeigen.

● Gehen Sie dann auf der Stelle, indem Sie jedes Mal den absetzenden Fuß von der Fußspitze zur Ferse hin weich und bewusst abrollen.

● Zuerst heben die Füße beim »Gehen« nicht ab.

● Nach einer Weile ziehen Sie dann die Knie ein wenig höher, sodass die Füße abheben. Dann immer höher und höher; etwa bis in die Waagerechte.

● Auf diese Weise 30–60 Sekunden lang oder mehr gehen. Den Oberkörper dabei aufrecht halten.

Hinweis: Zu dieser Übung können Sie auch sehr gut das Balance Pad benutzen. Gerade auf dem wackeligen Pad ist die Übung besonders wirkungsvoll, kräftigend und gelenkfreundlich. Probieren Sie ruhig auch einmal, im Freien zu üben: auf dem Rasen, im Sandkasten der Kinder oder auf weicher Gartenerde. Damit tun Sie nicht nur den Kniegelenken, sondern gleichzeitig auch Ihren Füßen etwas Gutes.

Übung 2

Mobilisation und Lockerung;
Gelenkschmiere anregen

2 Stellen Sie sich hinter einen Stuhl mit Lehne. Legen Sie entweder ein weiches, elastisches Balance Pad oder zwei Telefonbücher übereinander oder einen kleinen Schemel hinter den Stuhl. Stellen Sie sich mit beiden Beinen darauf und legen Sie die Hände auf der Lehne ab.

● Stehen Sie zunächst etwas mehr rechts hinter dem Stuhl, sodass das rechte Bein Beinfreiheit hat.

● Heben Sie dann das rechte Knie bis in die Waagerechte und lassen Sie den Unterschenkel locker vor und zurück pendeln.

● Wiederholen Sie dies etwa 20–30 Sekunden lang.

● Anschließend stellen Sie sich mehr auf die linke Seite hinter den Stuhl und üben mit dem anderen Bein – ebenfalls etwa 20–30 Sekunden lang.

● Achten Sie darauf, dass das Standbein nie überstreckt ist.

● Während der gesamten Übung sollten Sie Ihren Atem gleichmäßig und ruhig fließen lassen.

Hinweis: Sie können an das schwingende Bein auch eine Gewichtsmanschette anlegen. Wenn Sie auf dem Balance Pad nicht ganz sicher das Gleichgewicht halten können, sollten Sie für guten Halt sorgen, indem Sie sich nicht an einem Lehnstuhl, sondern an einem schweren Sessel oder an einer niedrigen Mauer festhalten.

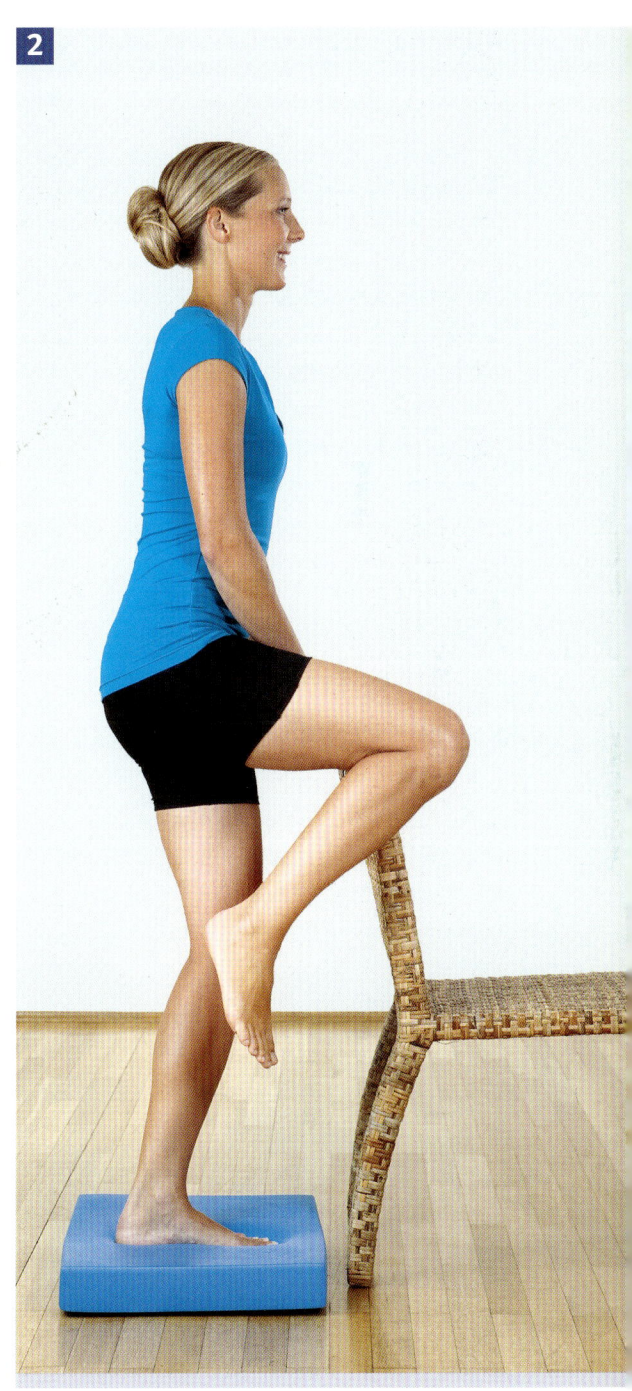

Übung 3

*Kräftigung der Oberschenkelaußen-
und -innenseite*

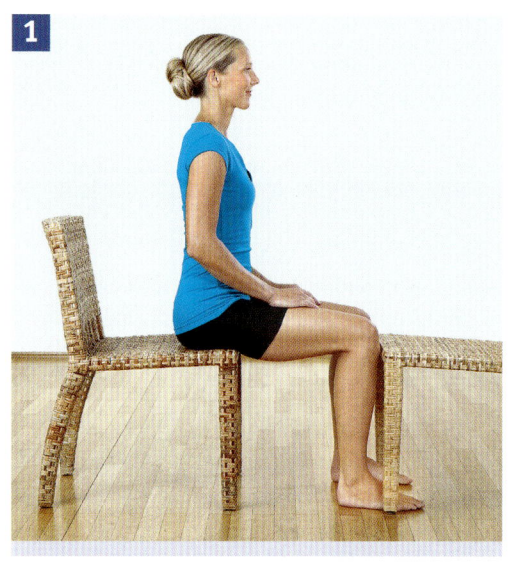

1 Setzen Sie sich aufrecht auf das vordere Drittel eines Stuhles und stellen Sie den zweiten Stuhl oder Hocker vor sich. Die Hände liegen bequem auf den Oberschenkeln.

● Legen Sie nun beide Füße mit den Außenkanten an die Innenseite der vorderen Stuhlbeine. Die Knie zeigen dabei wie die Fußspitzen gerade nach vorne.

● Drücken Sie dann die Füße kräftig nach außen gegen die Stuhlbeine; die Spannung 6–10 Sekunden halten, dann locker lassen und wiederholen.

Variation 1

Sie können bei dieser Übung auch die Hände an die Außenseiten der Oberschenkel legen und dann die Füße gegen die Stuhlbeine und gleichzeitig die Knie gegen die Hände drücken. Wichtig: Der Rücken bleibt währenddessen gerade und aufgerichtet.

Variation 2

2 Sie können die erste Übung auch im Liegen ausführen, indem Sie die Beine durch den Stuhl strecken.

Variation 3

Wie oben, jedoch die Füße an die Stuhlbeinaußenseiten legen und dann nach innen drücken.

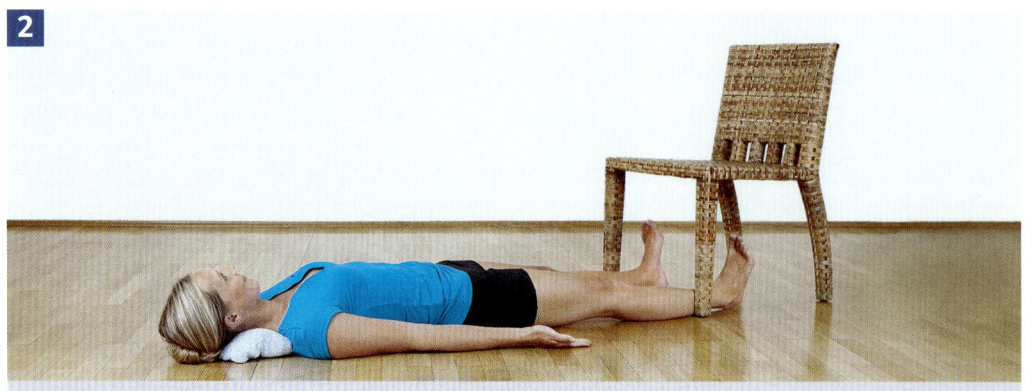

Übung 4
Stretching: Kräftigung und Dehnung der Beinrückseite

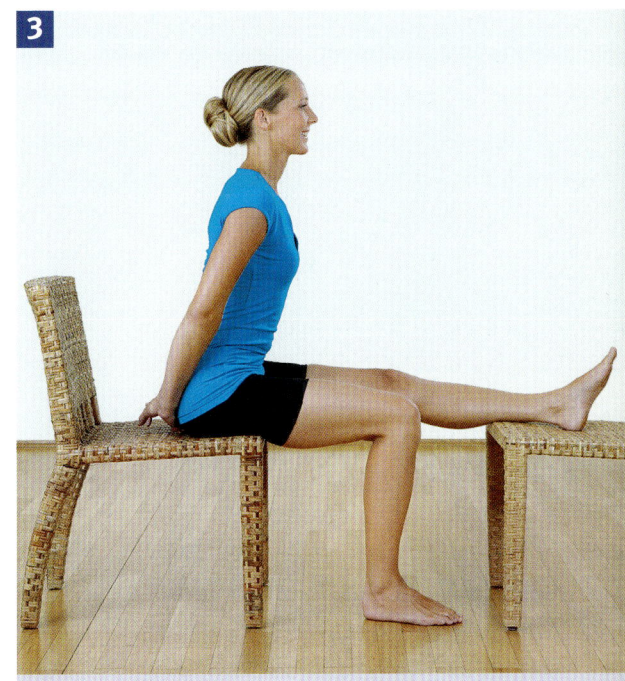

Gleiche Ausgangsstellung wie bei Übung 3, jedoch sollten die Stühle etwas weiter auseinanderstehen. Setzen Sie sich wieder auf das vorderste Drittel eines Stuhles und strecken Sie ein Bein nach vorne auf die Sitzfläche des anderen Stuhles oder Hockers. Falls Ihnen das zu hoch sein sollte, können Sie auch einen Schemel benutzen. Setzen Sie den Fuß mit der Ferse auf der Sitzfläche des vorderen Stuhles auf. Strecken Sie die Arme hinter den Rücken und verschränken Sie die Hände. Schieben Sie die Handflächen nach unten zur Sitzfläche oder auf die Sitzfläche. Der Rücken ist dabei gerade und ein wenig nach vorne geneigt.

3 Kräftigung: Drücken Sie die Ferse nach unten auf die Sitzfläche, ohne dass Sie das Knie überstrecken. Die Spannung 6–10 Sekunden halten. Dann locker lassen, aber das Bein in dieser Position lassen.

4 Dehnung: Ziehen Sie nun den Fuß des gestreckten Beines in Richtung Körper und halten Sie die Dehnung 20–30 Sekunden lang. Dann das Bein abstellen und mit dem anderen Bein üben.

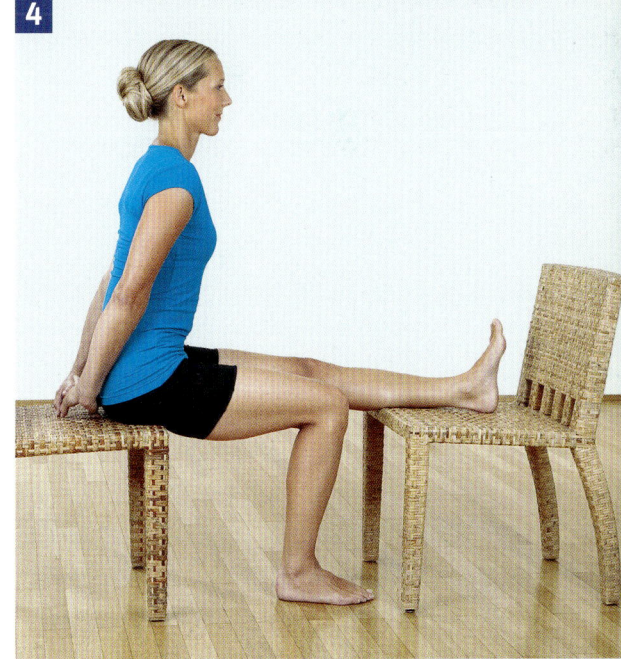

Variation
Diese Übung können Sie auch im Stehen ausführen, indem Sie die Ferse eines Fußes auf einen Stuhl oder einen Hocker legen.

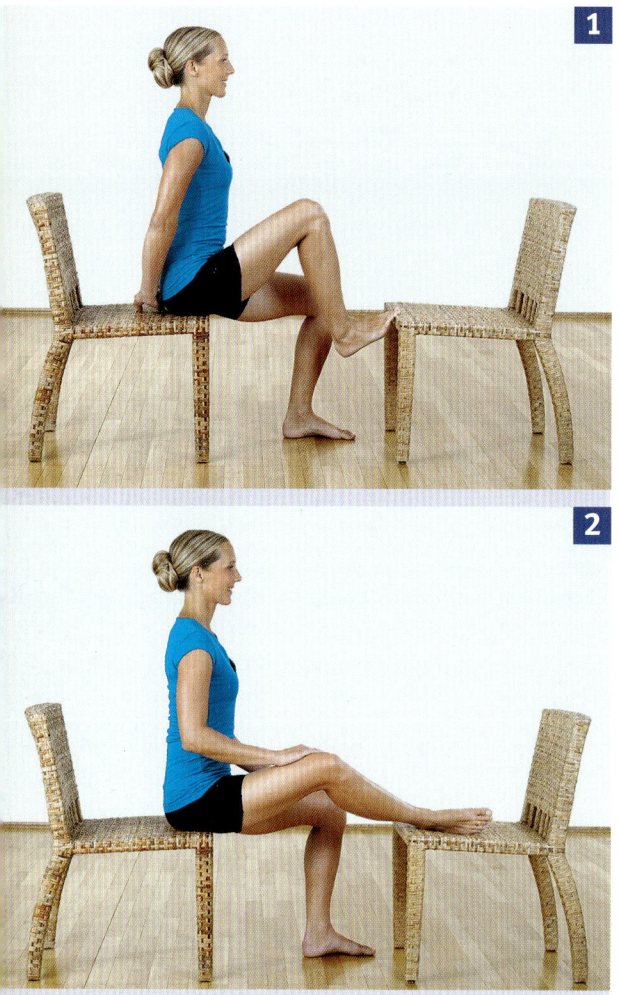

1 stehen hüftbreit auseinander, in einer Linie zu den nach vorne zeigenden Fußspitzen.

● Heben Sie nun im Wechsel das rechte und linke Knie und tippen Sie jedes Mal mit der jeweiligen Fußspitze an die vordere Sitzkante des vor Ihnen stehenden Stuhles. 10–20 Sekunden – oder länger – wiederholen.

Variation

Kräftigung der Kniestrecker und Mobilisation des Kniegelenks

● Üben Sie wie oben 8–15 Sekunden lang.

● Dann legen Sie die Fußspitze des rechten Fußes von unten an die vordere Sitzfläche des vor Ihnen stehenden Stuhles und drücken kräftig von unten nach oben dagegen; Spannung 6–10 Sekunden halten und bewusst im vorderen Oberschenkelmuskel erspüren.

● Das Bein wechseln, danach von vorne mit dem lockeren Knieheben beginnen.

Übung 6

Dehnung der Oberschenkelinnenseite

2 Setzen Sie sich wieder auf das vordere Stuhldrittel und legen Sie den rechten Fuß mit der Außenkante auf die Sitzfläche des vor Ihnen stehenden Stuhles. Die linke Hand ruht auf dem linken Oberschenkel, die rechte Hand liegt an der rechten Knieinnenseite.

● Drücken Sie es sanft nach außen in die Dehnung; 30 Sekunden aushalten und dabei gelöst weiteratmen. Der Rücken bleibt gerade und ist leicht nach vorne geneigt.

Übung 5

Mobilisation des Kniegelenks

1 Setzen Sie sich wie oben aufrecht auf das vorderste Drittel eines Stuhles und stellen Sie vor sich einen anderen Stuhl oder Hocker. Die Hände nach hinten strecken, wodurch der Oberkörper aufgerichtet bleibt. Beide Knie

Übungsprogramm 6 – Übungen mit dem Handtuch

Ein Handtuch ist ein ideales Übungsmittel für Kräftigungs- und Dehnungsübungen und sogar für Mobilisations- oder Pendelübungen. Praktisch ist, dass man es eigentlich immer zur Hand hat.

Übung 1

Mobilisation des Spielbein-Knies und Kräftigung der Muskulatur des Standbeins

1 Stellen Sie sich mit hüftbreit geöffneten Beinen auf den Boden. Die Fußspitzen zeigen geradeaus oder ein wenig nach außen. Beugen Sie das rechte Knie ein wenig mehr an als das linke und legen Sie das längs zusammengelegte Handtuch ein wenig oberhalb der rechten Kniekehle an den Oberschenkel. Halten Sie beide Handtuchenden außen fest.
● Ziehen Sie dann das rechte Knie 10–20-mal mithilfe des Handtuchs hoch und setzen Sie es wieder ab. Dies sollte ein flüssiger Bewegungsablauf sein. Wechseln Sie dann die Beinseite.

Variation 1

Etwas schwieriger, aber für das Standbein noch kräftigender: Führen Sie diese Übung auf einem Balance Pad oder einer weichen Unterlage stehend aus. Wenn Sie sich nicht ganz sicher im Gleichgewicht fühlen, stellen Sie sich dazu am besten in eine Ecke zwischen zwei Wänden auf.

Variation 2

Etwas einfacher: Die gleiche Übung im Sitzen auf einem Stuhl ausführen.

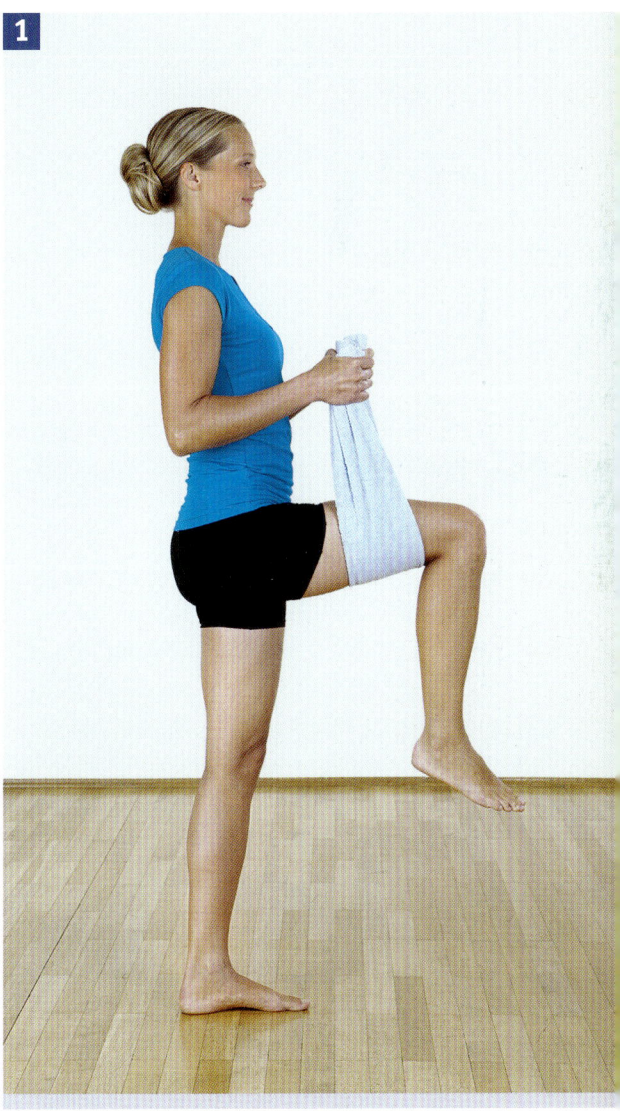

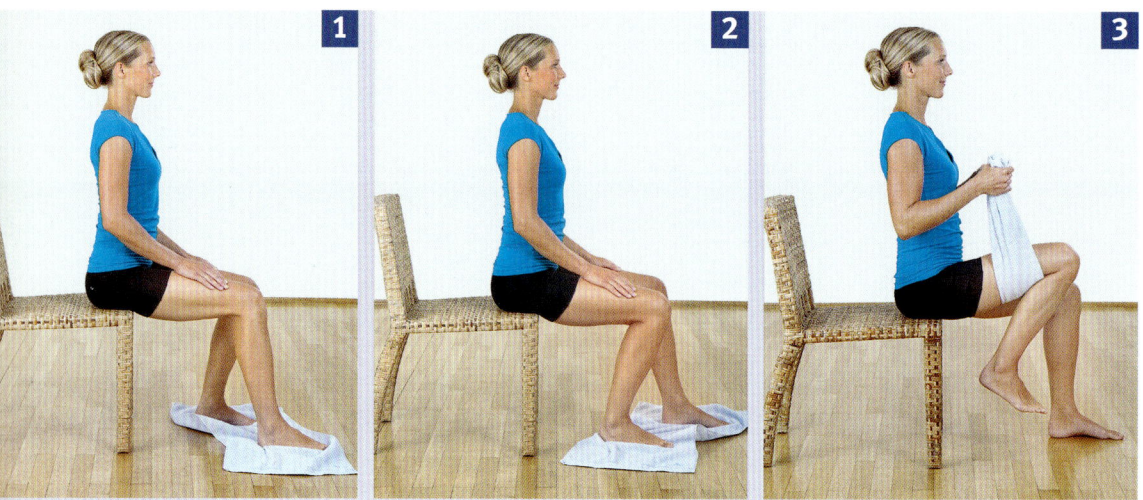

Übung 2
Kräftigung sämtlicher Kniemuskeln

1 Setzen Sie sich aufrecht auf das vordere Drittel eines Stuhles und stellen Sie die Füße mit den ganzen Fußsohlen auf ein auf dem Boden ausgebreitetes Handtuch. Die Füße stehen unter den hüftbreit geöffneten Knien und zeigen nach vorne.

● Versuchen Sie, mit den Füßen das Handtuch diagonal auseinanderzuziehen. Dabei bewegen sich die Fußsohlen ein wenig; die eine nach vorne außen, die andere nach hinten außen.

● Die Spannung 6–10 Sekunden halten, die Füße zurück in die Ausgangsstellung setzen.

● Danach in die Gegenrichtung schieben.

Variation 1
Wie oben, jedoch die Füße ein klein wenig waagerecht nach außen verschieben.

Variation 2
2 Wie oben, jedoch einen Fuß ein wenig nach vorne, den anderen nach hinten verschieben.

Variation 3
Die Übungen wie oben, aber als ausschließliche isometrische Spannungsübung: Dabei wird die gleiche Spannung aufgebaut; es findet jedoch keine Bewegung statt.

Übung 3
Lockerung und Anregung der Gelenkschmiere

3 Setzen Sie sich aufrecht auf einen Stuhl. Die Knie und Füße stehen hüftbreit auseinander und befinden sich auf einer senkrechten Linie. Legen Sie das zusammengefaltete Handtuch unten um einen Oberschenkel herum und halten Sie die Enden mit beiden Händen fest.

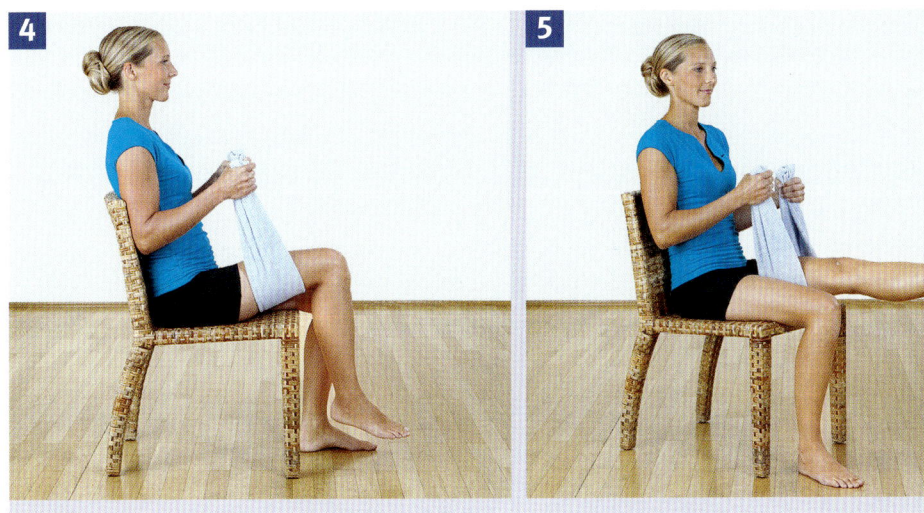

- Ziehen Sie dann diesen Oberschenkel etwas nach oben und lassen Sie den Unterschenkel auf dem Handtuch schwer nach unten hängen. Das Gewicht des Unterschenkels wird jetzt von dem Handtuch (und Ihren Händen) getragen.
- Pendeln Sie den Unterschenkel aus dem Kniegelenk heraus ganz locker vor und zurück, vor und zurück; 10–20 Sekunden lang.
- Sie werden dabei spüren, dass auch Ihre Handgelenke gekräftigt werden. Schütteln Sie sie ab und zu aus. Im Wechsel mit der anderen Seite üben.

Übung 4
Stretching: Kräftigung und Dehnung der Oberschenkelrückseite

4 Setzen Sie sich auf die ganze Sitzfläche des Stuhles und ziehen Sie das zusammengerollte Handtuch unter einem Oberschenkel

durch, wie bei Übung 3. Halten Sie die Handtuchenden seitlich mit den Händen fest.
- Heben Sie das Knie mithilfe des Handtuchs an, sodass der Unterschenkel senkrecht nach unten hängt. Den Oberschenkel kräftig nach unten gegen das Handtuch drücken.

5 Die Spannung 6–10 Sekunden halten, dann lösen und zur Dehnung das Bein nach vorne strecken und die Fußspitze in Richtung Knie ziehen. Die Dehnung 20–30 Sekunden halten.

Hinweis: Sie können das Bein auch mit der Ferse auf einem Fußschemel absetzen und den Oberkörper mit gerader Wirbelsäule ein wenig nach vorne neigen. Das verstärkt die Dehnung in den hinteren Oberschenkelmuskeln und entlastet den Kniekehlenbereich. Achten Sie darauf, auch Kopf und Nacken in gerader Verlängerung der Wirbelsäule zu halten. So stärken Sie auch Ihre Rückenmuskeln und beugen Verspannungen vor.

Übung 5

Kräftigung und Dehnung der
Oberschenkelmuskeln

1 Stellen Sie sich mit hüftbreit auseinander gestellten Füßen auf den Boden. Die Knie sind leicht gebeugt und zeigen über die nach vorne oder leicht nach außen gerichteten Fußspitzen. Der rechte Fuß steht auf einem Handtuch oder einem festen Papier. Während ein Tuch auf glatter Fläche gut rutscht, rutscht ein Stück festes Papier auf Teppichboden besser. Sie können sich bei der Übung auch mit den Händen nach vorne (siehe Abbildung 2) an einer Wand, einer Schreibtischplatte oder an einer Stuhllehne abstützen. Stehen Sie vor einer Wand, hilft ein großer Gymnastikball im Rücken, aufrecht zu bleiben.

● Setzen Sie die rechte Fußsohle auf das Tuch und schieben Sie es seitlich so weit nach außen, wie es Ihnen möglich ist und bis Sie eine Dehnung in der Oberschenkelinnenseite spüren. Die Fußsohle bleibt auf dem Boden und die Fußspitze nach vorne gerichtet.

● Halten Sie die Dehnspannung 10–20 Sekunden lang. Danach in die Ausgangsposition zurückgleiten, das Bein wechseln und die Übung wiederholen.

Variation 1

Falls Sie sich nicht vorne abstützen wollen, können Sie die Hände an die Hüften legen.

Variation 2

2 Diese Übung kann auch sehr gut nach hinten ausgeführt werden, indem Sie das Tuch nach hinten schieben. Hier stehen am Ende der Bewegung nur noch die Zehen auf dem Tuch, während die Ferse angehoben ist. Die Arme sind dabei nach vorne gestreckt (z. B. zu einer Tischplatte oder Wand) und zwischen Rücken und Bein entsteht eine gerade Linie.

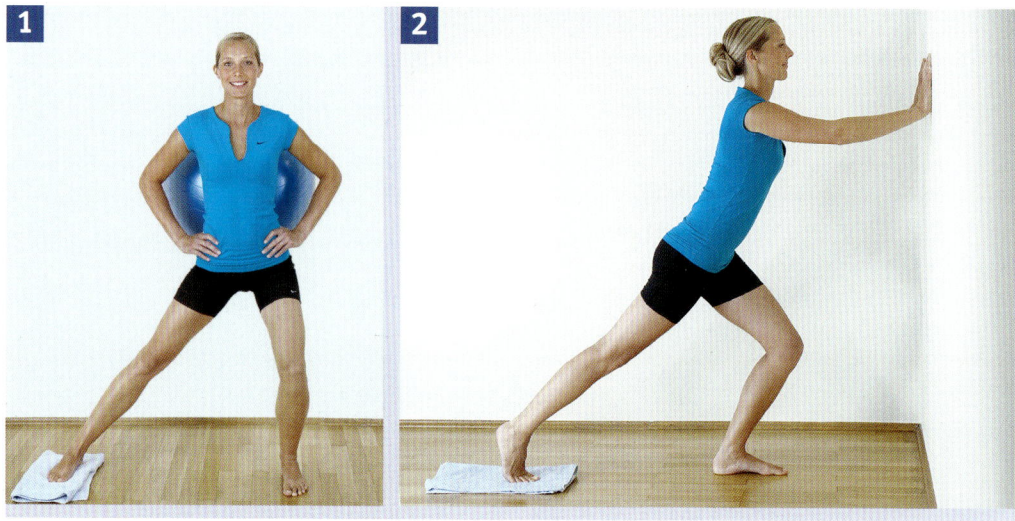

Übungsprogramm 7 – Übungen auf dem Balance Pad

Das Balance Pad, das in Sport- oder Sanitätsgeschäften erhältlich ist, ermöglicht ein besonders effektives und gelenkschonendes
Gleichgewichtstraining, das Koordinations-
und Krafttraining kombiniert und das Kniegelenk mit jeder Übung stabilisiert. Sehr
geeignet ist sein Gebrauch auch bei längeren
Arbeiten im Stehen.
Falls Sie kein Balance Pad zur Verfügung
haben, können Sie auch zwei zusammengefaltete Decken aufeinanderlegen.

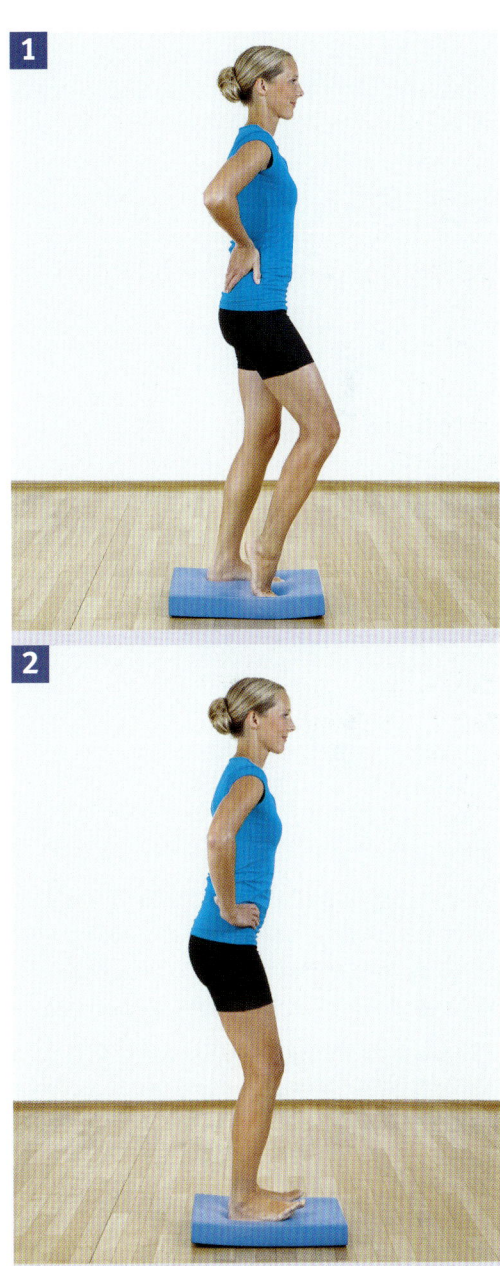

Übung 1
*Kräftigung der Beinmuskeln, Mobilisation
der Kniegelenke*

Stellen Sie sich mit hüftbreit auseinanderste-
henden Füßen auf das Balance Pad. Die Fußspitzen zeigen nach vorne oder leicht nach
außen. Die Knie sind über den Fußspitzen.

1 Gehen Sie auf der Stelle, indem Sie die
Füße weich von den Zehen zu den Fersen
abrollen. Die Füße bzw. Zehen behalten
die ganze Zeit Kontakt zum Balance Pad;
30–60 Sekunden oder länger.

2 Sie stehen weiterhin auf dem Kissen. Jetzt
verlagern Sie Ihr Gewicht abwechselnd auf
die Fußballen und auf die Fersen. Das Ganze
stellt eine fließende Bewegung dar.
● Anschließend heben Sie abwechselnd das
rechte und das linke Knie ein wenig höher;

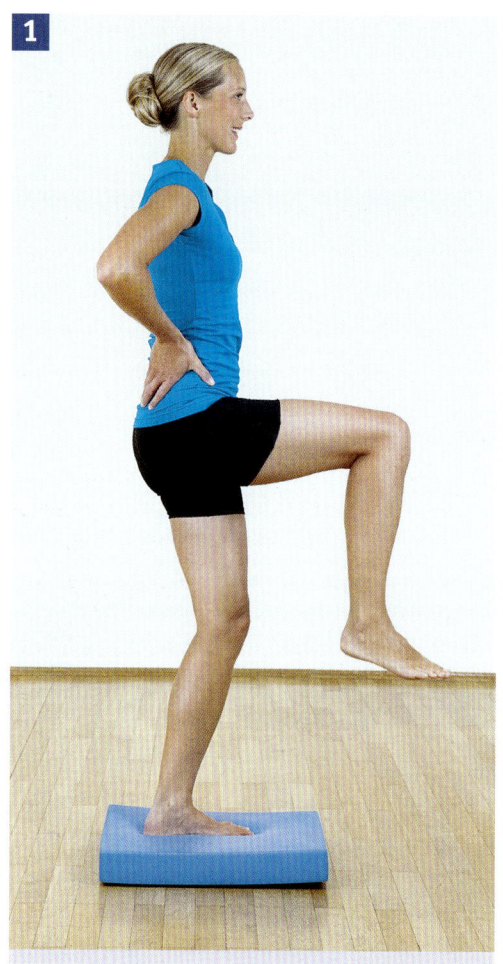

Übung 2

Kräftigung der Beinmuskeln, Gleichgewicht

1 Legen Sie das Balance Pad in die Nähe einer Wand oder eines Stuhles mit Lehne. Stützen Sie sich zu anfangs leicht daran ab. Später geht es sicherlich auch, ohne sich abzustützen.

● Suchen Sie wieder einen guten Stand auf dem Balance Pad. Nehmen Sie zunächst einfach nur Ihre aufrechte Haltung wahr (eventuell vor einem Spiegel).

● Verlagern Sie dann das Gewicht auf den linken Fuß und heben Sie das rechte Knie bis in die Waagerechte an (90-Grad-Winkel). Das Standbein bleibt leicht gebeugt und das Knie darf nicht nach innen abknicken. Beide Knie zeigen nach vorne.

● Halten Sie diese Haltung 6–10 Sekunden lang aus und stellen Sie dann das Bein wieder ab. Im Wechsel mit dem anderen Bein üben.

● Um das Gleichgewicht besser halten zu können, strecken Sie beide Arme ein wenig zur Seite; die Handflächen zeigen nach vorne.

Variation

Sehr effektiv, aber schwierig: das Standbein einige Male leicht beugen und strecken.

Hinweis: Achten Sie bei dieser Übung unbedingt auch auf das Knie des Standbeins: Es sollte während der ganzen Übung über die Fußspitze zeigen. Der Oberkörper bleibt aufrecht und stabil, die Bauchmuskeln sind etwas angespannt, damit Sie nicht ins Hohlkreuz gehen.

jedes Mal noch etwas höher, danach wieder langsam tiefer kommen. Ebenfalls 30–60 Sekunden oder länger. Achten Sie darauf, dass beide Knie immer direkt nach vorne zeigen, und nicht nach innen.

Hinweis: Legen Sie das Balance Pad im Alltag in Ihre Nähe und führen Sie diese sehr effektiven Übungen zwischendurch immer wieder mal durch.

Übung 3

Mobilisation des Kniegelenks (Spielbein);
Kräftigung der Beinmuskeln (Standbein),
Gleichgewicht und Koordination

2 Legen Sie das Balance Pad neben eine
Wand oder einen Stuhl, damit Sie sich bei
Bedarf daran abstützen können. Stellen Sie
sich wieder mit hüftbreit aufgestellten Füßen
und leicht gebeugten Knien auf das Pad und
verlagern Sie dann das Gewicht auf das linke
Bein; Fuß und Knie zeigen nach vorne oder
ein wenig nach außen.
● Ziehen Sie das rechte Knie vorne hoch,
dann wieder senken und mit den Zehen kurz
auf dem Pad auftippen.

● Dann den Unterschenkel hinten hoch-
ziehen, der Fuß ist dabei im Fußgelenk
gestreckt; in flüssigem Wechsel 10–20-mal,
dann das andere Bein.

Hinweis: Wenn Sie keine Stütze brauchen,
halten Sie die Arme seitlich neben dem
Körper, wobei die Handflächen nach vorne
zeigen.

Variation

3 Die Zehen nicht auftippen, sondern das
Knie im flüssigen Wechsel, ohne abzusetzen,
nach vorne und hinten führen. Den Oberkörper dabei gerade über dem Standbein halten.

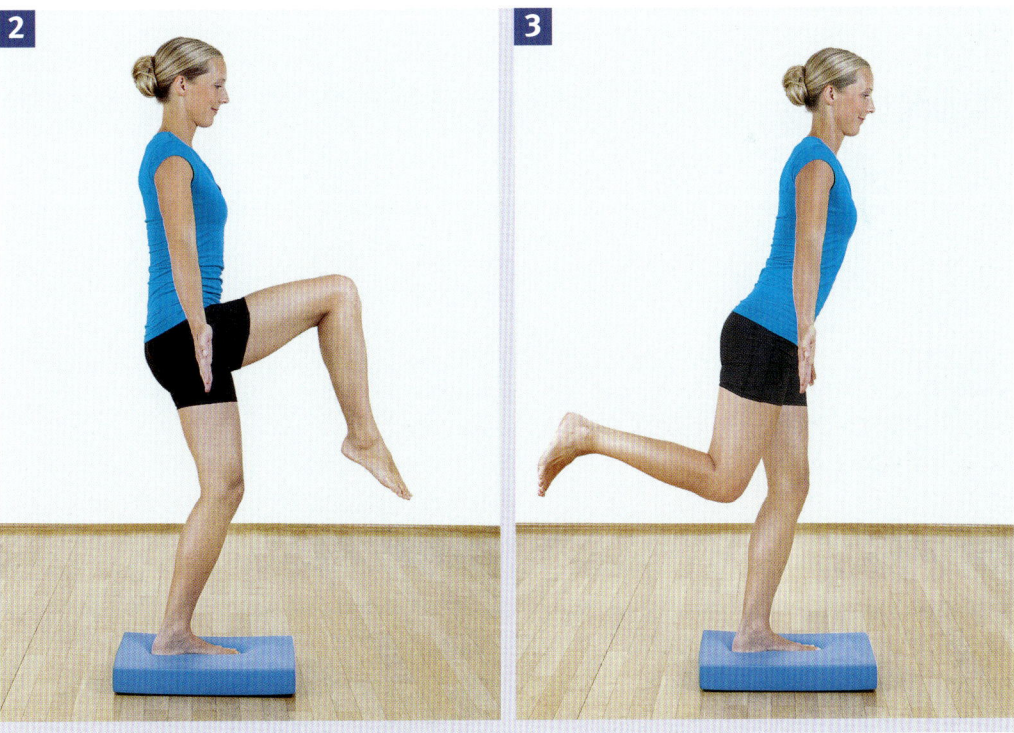

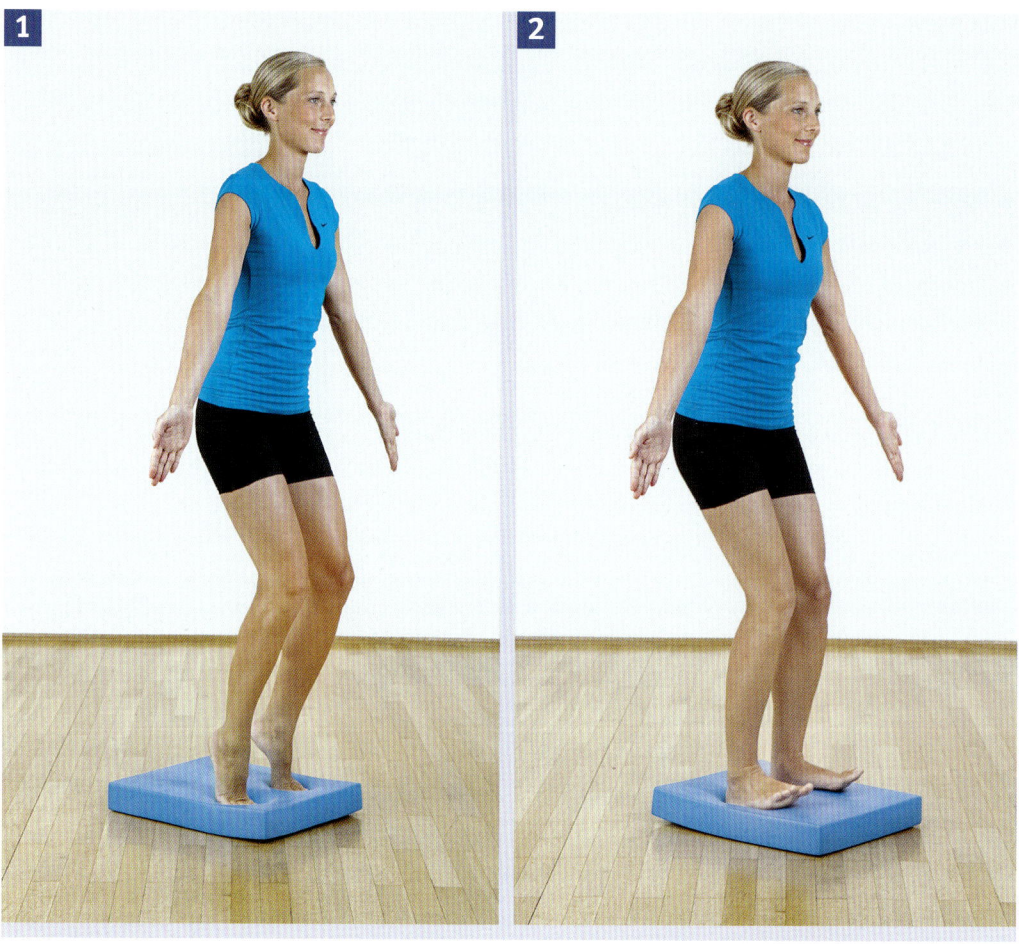

Übung 4

*Gleichgewicht, Oberschenkelkräftigung und
Fußgelenkmobilisation*

1–2 Stellen Sie sich mit leicht gegrätschten
Beinen auf das Pad.
● Beugen Sie beide Knie und schieben Sie
das Gesäß etwas nach hinten, sodass der
Oberkörper mit geradem Rücken etwas nach
vorne geneigt ist. Halten Sie die Arme leicht

abgespreizt seitlich neben sich, wobei die
Handflächen nach vorne zeigen.
● Heben Sie jetzt im Wechsel beide Fersen
und beide Fußspitzen vom Pad an; 10–20-mal
in flüssigem Wechsel.

Variation

Heben Sie in der oben beschriebenen Stellung
im Wechsel den rechten und linken Fuß an.

Übung 5
Dehnung der Oberschenkelrückseite
(sehr intensiv) und Wadendehnung

3 Knien Sie sich auf das weiche Pad und
strecken Sie dann das linke Bein nach vorne.
● Beugen Sie nun den Oberkörper vor und
stützen Sie sich mit den Händen (Fingerspitzen
oder Fäusten) etwa neben den Fußknöcheln
oder Unterschenkeln ab. Das Knie nur so weit
strecken, wie es Ihnen im jetzigen Zustand gut
möglich ist. Dies wird von Mal zu Mal leichter.

4 Stellen Sie sich vor, das Steißbein nach
hinten wegschieben zu wollen; so wird die
Dehnung verstärkt und die Wirbelsäule gestreckt; 30 Sekunden halten, gelöst atmen.
● Achten Sie auf eine korrekte Kniestellung
des Standbeins und dass sich der Kopf
in Verlängerung der Wirbelsäule befindet.
Gegengleich üben.

Hinweis: Die ersten Male können Sie auch
zwei Schemel neben die Unterschenkel
stellen (oder aufeinandergelegte Bücher),
um sich darauf abzustützen.

Variation
5 Wie oben auf dem Pad – diese Mal zwischen zwei Stühlen – knien, dann aufrichten
und mit den Händen auf den Stühlen abstützen. Gleichzeitig die rechte Ferse nach vorne
schieben, bis das Bein gestreckt ist. Um die
Dehnung zu verstärken, können Sie den Oberkörper mit geradem Rücken ein wenig nach
vorne neigen.

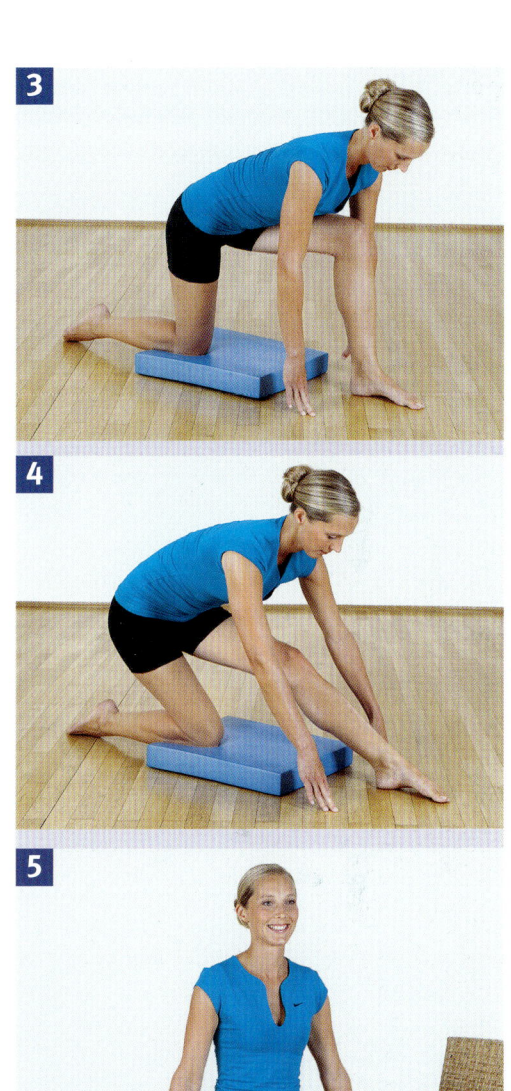

Übung 6

Dehnung der Oberschenkelvorderseite und der Hüftgelenkbeuger

1 Knien Sie sich auf das Pad und stellen Sie das linke Bein nach vorne, sodass der Winkel im Kniegelenk etwa 90 Grad beträgt.

- Spannen Sie die Bauchmuskeln an, um ein Hohlkreuz zu vermeiden. Schieben Sie Hüfte und Oberkörper mit geradem Rücken vor.
- Erspüren Sie die Dehnung im rechten vorderen Oberschenkelmuskel bis in das Becken.
- 30 Sekunden halten, dabei weiteratmen. Im Wechsel mit der anderen Seite üben.

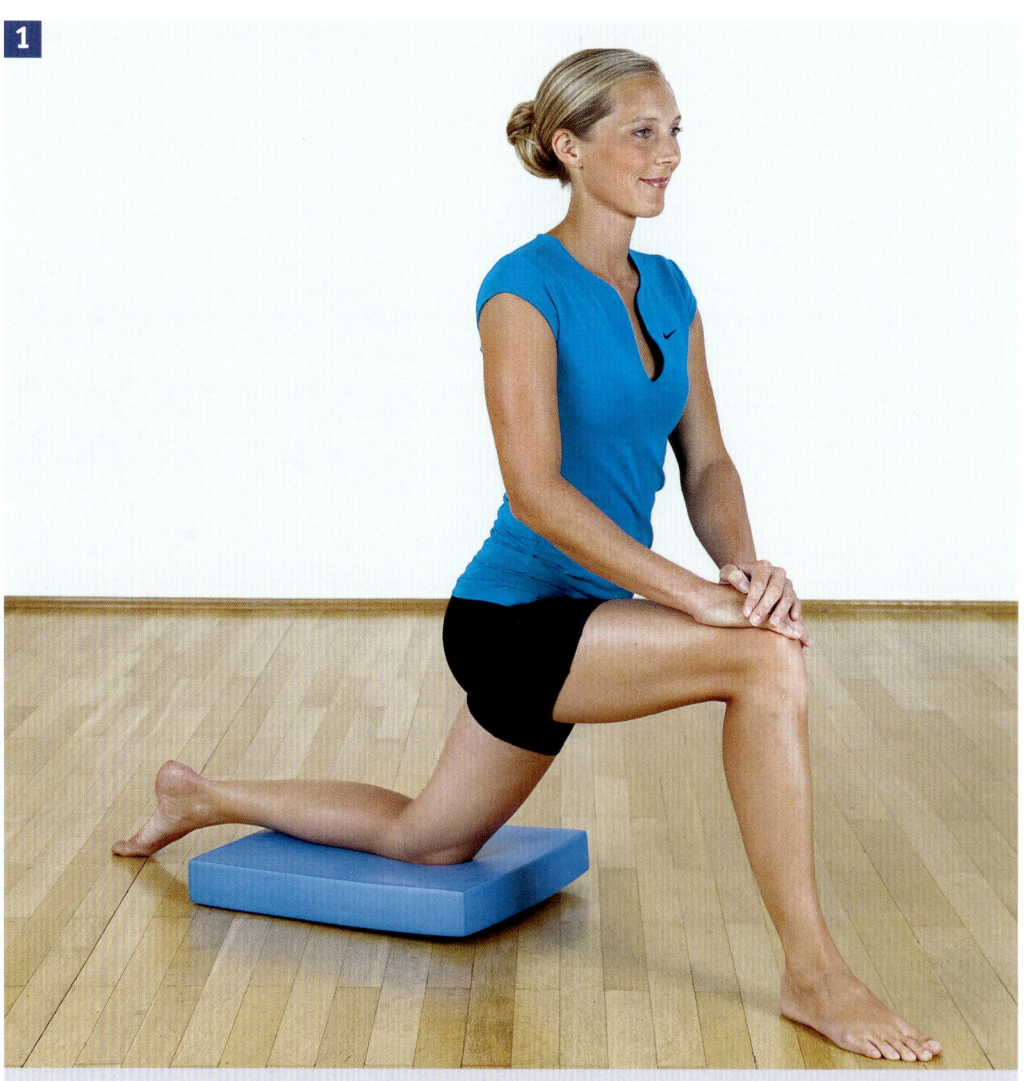

Übungsprogramm 8 – Übungen mit dem Thera-Band®

Das elastische Gummiband, das überall in Sanitäts- und Sportgeschäften zu bekommen ist, ist für Beinkräftigungsübungen sehr zu empfehlen, aber auch Dehnungsübungen können mit dem Band intensiviert werden. Günstig ist, wenn Sie ein langes Thera-Band® und ein zusammengeknotetes besitzen.

Übung 1
Mobilisations- und Lockerungsübung
für das Kniegelenk

1 Stellen Sie sich mit hüftbreit aufgestellten Beinen auf den Boden und legen Sie ein Thera-Band® unter den rechten Fuß. Halten Sie beide Bandenden mit den Händen rechts und links neben dem Körper fest.

2 Heben Sie dann das rechte Knie etwa bis in die Waagerechte an und pendeln Sie den Unterschenkel locker vor und zurück; 30 Sekunden.
● Achten Sie darauf, dass das Standbein im Kniegelenk leicht gebeugt ist und Knie und Fußspitze auf einer Linie liegen.
● Im Wechsel mit dem anderen Bein üben.

Hinweis: Diese Übung kann auch gut auf dem Balance Pad ausgeführt werden und schult dann noch das Gleichgewicht. Sorgen Sie für sicheren Halt, indem Sie sich z. B. in einer Ecke zwischen zwei Wänden aufstellen, wenn Sie noch ungeübt mit dem Balance Pad sind.

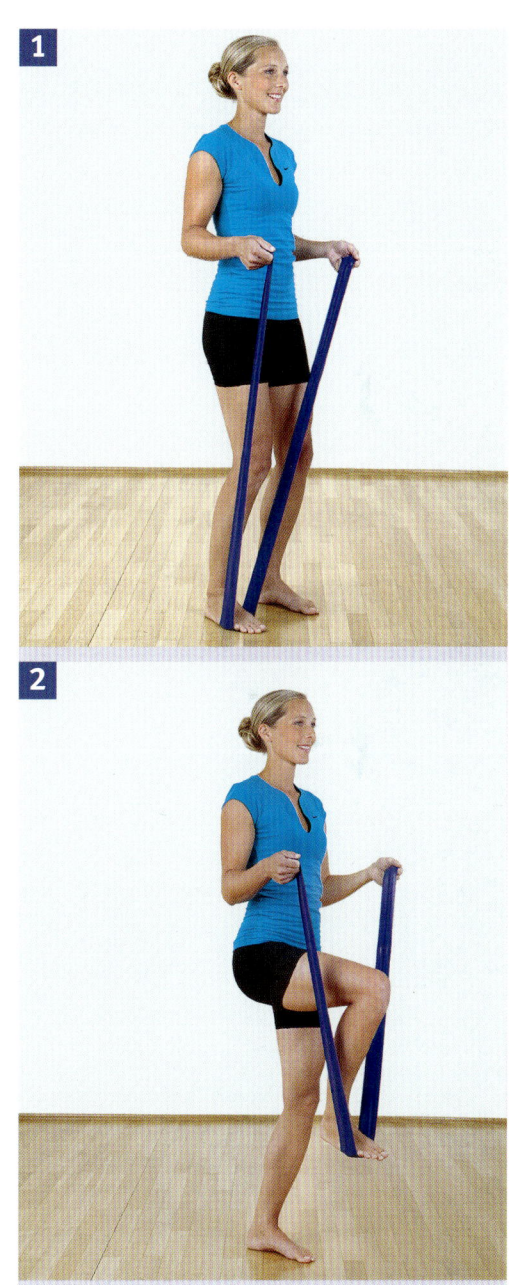

Übung 2
*Kräftigung der Oberschenkelstrecker
(hintere Oberschenkelmuskulatur)*

1 Stellen Sie sich wie in Übung 1 auf den Boden oder, wenn Sie schon geübter sind, auf ein Balance Pad. Legen Sie das Thera-Band® wieder unter den rechten Fuß und halten Sie die Enden in leichter Vorspannung etwa in Höhe der Oberschenkel fest.
● Jetzt das Knie in die Waagerechte anheben und dann nach hinten strecken; im fließenden Wechsel üben; 10–30 Sekunden. Achten Sie dabei auf die korrekte Haltung des Standbeins und dass das Bewegungsbein gerade nach hinten geschoben wird. Der Bauch ist fest, damit kein Hohlkreuz entsteht; der Oberkörper bleibt aufrecht.

Variation
2 Lassen Sie das Spielbein mit dem Thera-Band® um den Fuß nach hinten gestreckt. Dann in minimalen Bewegungen nach hinten oben gegen den Bandwiderstand wippen.

Übung 3
Kräftigung aller Beinmuskeln; sehr effektiv

Stellen Sie sich mit geschlossenen Füßen auf den Boden und knoten Sie ein Thera-Band®

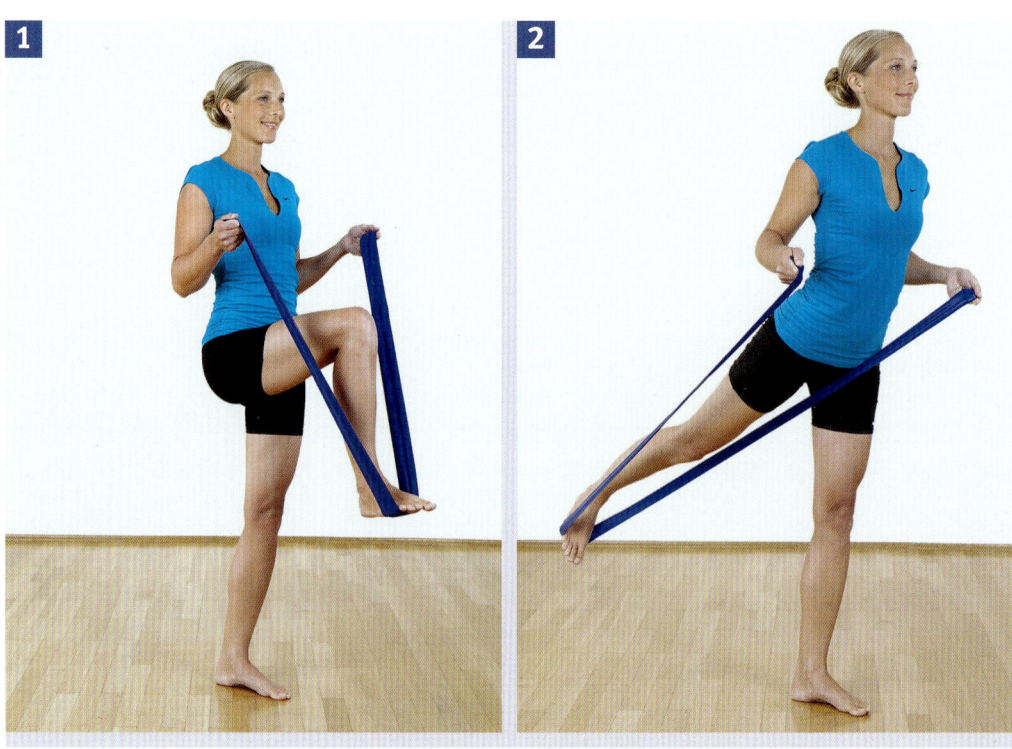

um die Fesseln. Dann öffnen Sie die Füße hüftbreit, wodurch das Thera-Band® sich spannt. Für einen sichereren Stand können Sie sich mit den Händen entweder an einer Wand oder an den Hüften abstützen.

3 Heben Sie den rechten Fuß leicht an und wippen Sie in ganz kleinen Bewegungen gegen den Widerstand des Bandes nach außen; 20–30 Sekunden lang, dann Beinwechsel.

4 Jetzt im Wechsel das rechte und linke Bein hinten ein wenig anheben und gegen den Widerstand des Thera-Bandes® nach hinten wippen.

5 Heben Sie dann den linken Fuß leicht an und überkreuzen Sie mit ihm vorne das rechte Bein; wieder gegen den Widerstand des gespannten Bandes wippen. Anschließend das Bein wechseln.

6 Stellen Sie jetzt den linken Fuß auf das Thera-Band® und heben Sie den rechten Unterschenkel hinten an. Dann mit dem Unterschenkel gegen den Bandwiderstand auf und ab wippen. Der Fuß sollte mit dem Knie eine Linie bilden. Wechselseitig üben. Anders als bei den oberen Übungen findet die Bewegung hier aus dem Kniegelenk heraus statt.
● Stellen Sie den linken Fuß auf das Thera-Band® und heben Sie den rechten ein wenig an. Ziehen Sie den Fuß einige Male gegen den Widerstand des Bandes nach oben. Knie und Fußspitze bilden eine Linie und zeigen nach vorne oder ganz leicht nach außen. Danach Bein wechseln.

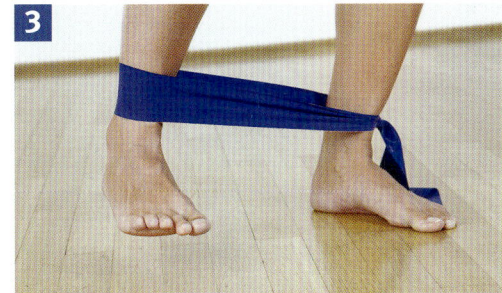

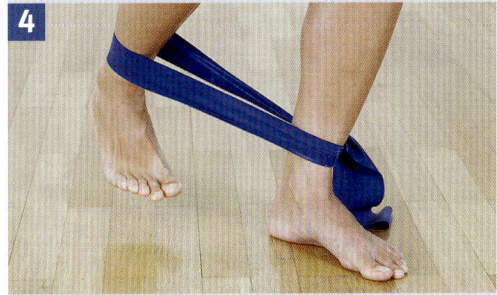

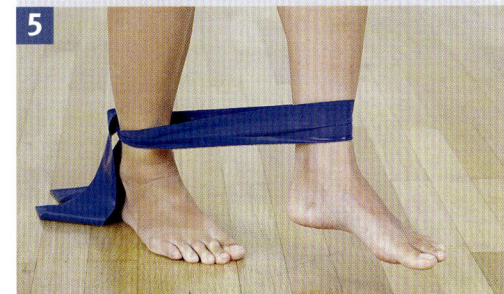

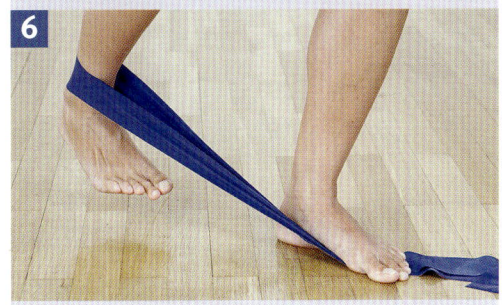

Hinweis: All diese Übungen können Sie auch im Sitzen ausführen. Setzen Sie sich dazu aufrecht auf das vordere Drittel eines Stuhles.

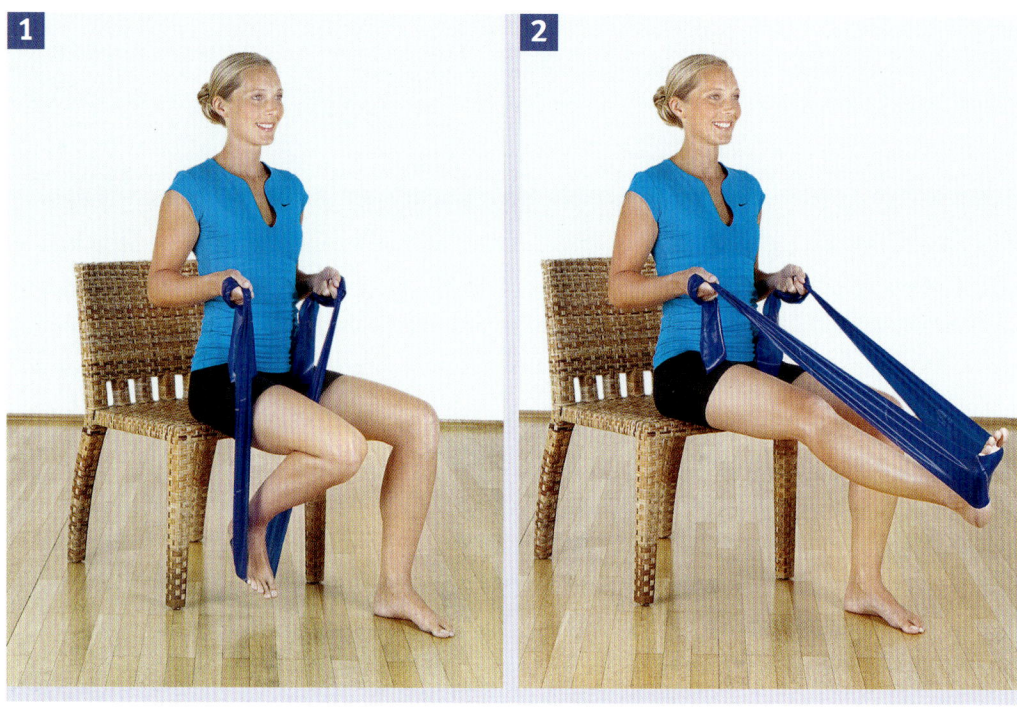

Übung 4
Kräftigung der Oberschenkelmuskulatur

1 Setzen Sie sich aufrecht auf das vordere Drittel eines Stuhles. Die Knie und die Füße befinden sich hüftbreit auseinander und zeigen nach vorne.

● Legen Sie das lange Thera-Band® um den rechten Vorfuß und heben Sie das Bein bis in die Waagerechte an. Halten Sie das Band so, dass es etwas gespannt ist.

● Dann das Bein beugen und strecken. Achten Sie darauf, dass das Knie nach vorne zeigt und nicht nach innen. Der Fuß ist angezogen und die Fußspitze darf leicht nach außen zeigen. 20–30 Sekunden; Beinwechsel.

Übung 5
Dehnung der Oberschenkelrückseite

2 Setzen Sie sich wieder aufrecht auf das vordere Drittel eine Stuhles. Die Knie und die Füße befinden sich hüftbreit auseinander und zeigen nach vorne. Legen Sie das Thera-Band® flächig um den rechten Vorfuß.

● Heben Sie dann das Bein etwa bis in die Waagerechte gestreckt (aber nicht über-streckt) an und ziehen Sie den Vorfuß mit dem Thera-Band® in Richtung Knie. Die Fuß-spitze darf leicht nach außen zeigen. Halten Sie die Dehnung 30 Sekunden und lassen Sie den Atem gelöst fließen. Im Wechsel mit dem anderen Bein üben.

Übungsprogramm 9 – Übungen im Liegen (u. a. mit Redondo-Ball und Thera-Band®)

In der gestreckten Rückenlage ist zu beachten, dass es für die Knie immer günstig ist, diese mit einer Knierolle oder zusammengerollten Handtücher zu unterlagern. Auch ein kleines Kissen unter dem Kopf ist angenehm und empfehlenswert.

Übungen aus diesem Programm können auch gerne an jedes andere Übungsprogramm angehängt werden.

Übung 1
Mobilisation der Kniegelenke, Gelenkschmiere anregen

1 Legen Sie sich auf den Rücken und stellen Sie beide Beine so auf, dass Unter- und Oberschenkel einen 90-Grad-Winkel bilden; die Arme liegen seitlich neben dem Körper mit den Handflächen nach oben. Füße und Knie stehen hüftbreit auseinander; die Fußspitzen zeigen nach vorne und leicht nach außen.

● Ziehen Sie das rechte Knie zum Bauch und fahren Sie mit diesem Bein in der Luft Rad. Achten Sie darauf, dass die Lendenwirbelsäule dabei am Boden bleibt und dass Knie und Fuß in einer Linie bleiben; 30–60 Sekunden. Im Wechsel mit dem anderen Bein üben. Sie können auch Gewichtsmanschetten benutzen.

Variation
Wenn es Ihre Verfassung zulässt, können Sie auch mit beiden Beinen gleichzeitig üben.

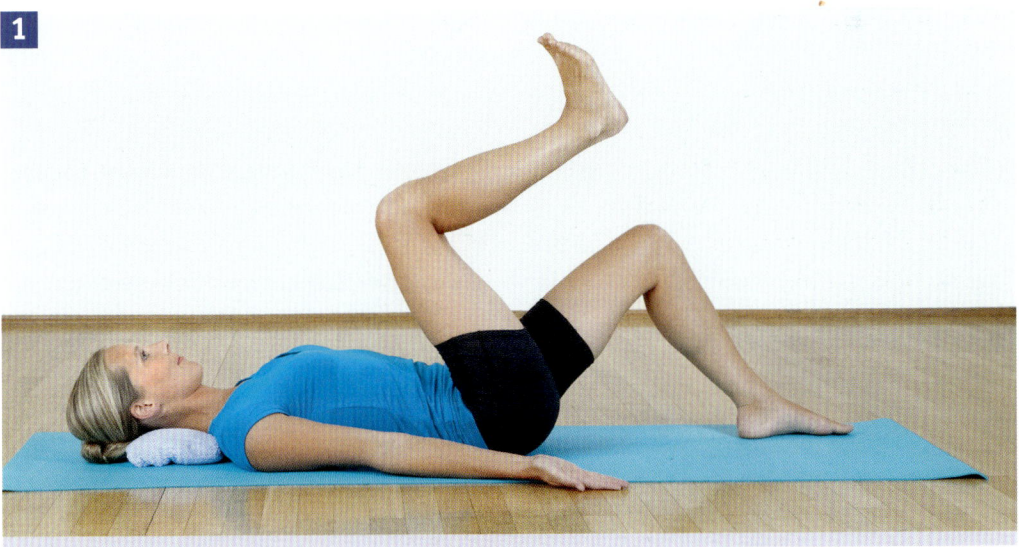

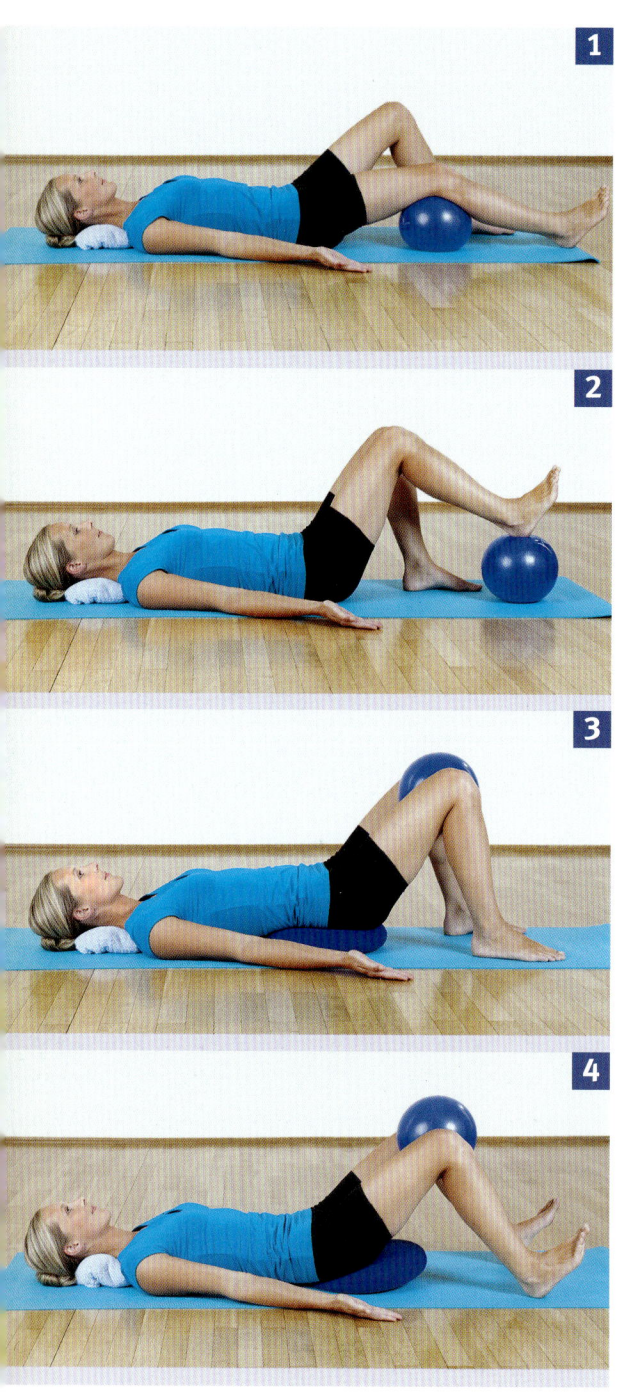

Übung 2

Kräftigung der hinteren Beinmuskulatur

1 Rückenlage, beide Beine sind aufgestellt. Strecken Sie dann ein Bein und legen Sie einen weichen Ball, z. B. einen Redondo-Ball oder eine Knierolle, unter ein Knie.

● Drücken Sie mit diesem Knie kräftig nach unten gegen den Ball; 6–10 Sekunden die Spannung halten, dann locker lassen. Nach 6–10 Wiederholungen mit dem anderen Bein üben. Achten Sie dabei darauf, dass die Lendenwirbelsäule und auch die Ferse während der Anspannungsphase fest auf dem Boden bleiben.

Übung 3

Mobilisation des Kniegelenks

Ausgangsstellung wie bei Übung 2.

2 Legen Sie nun einen Fuß auf den Ball. Rollen Sie den Ball mit dem Fuß langsam so weit wie möglich vor und wieder zurück; 30–60 Sekunden, dann den Fuß wechseln. Das andere Bein bleibt dabei aufgestellt und die Lendenwirbelsäule am Boden.

● Üben Sie wechselseitig und spüren Sie bewusst die Mobilisierung im Kniegelenk.

Variation

Diese sehr empfehlenswerte Mobilisierungsübung kann auch gut im Sitzen auf dem Boden mit hinten aufgestützten Händen oder auf dem Stuhl ausgeführt werden.

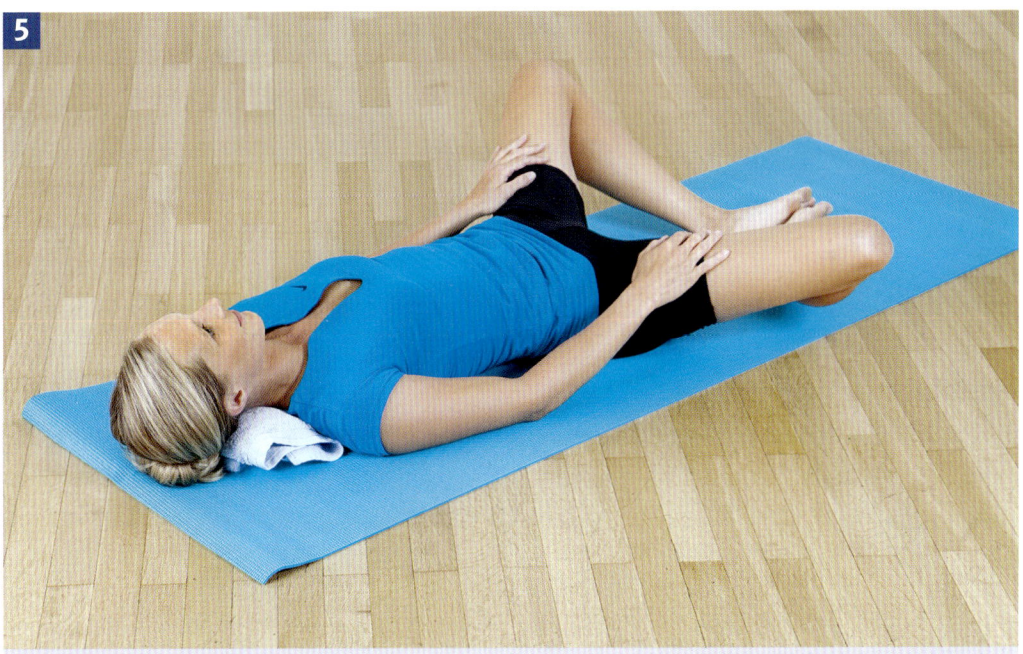

Übung 4
Kräftigung der Muskulatur der Beininnenseite

3 Legen Sie sich auf den Rücken, stellen Sie die Füße hüftbreit auf und legen Sie einen (Redondo-)Ball zwischen beide Knie. Die Arme liegen seitlich neben dem Körper und die Handflächen zeigen nach oben.

● Drücken Sie dann den Ball kräftig mit den Knien zusammen und spüren Sie die Kräftigung der Muskeln der Beininnenseite; die Spannung 6–10 Sekunden halten, dann loslassen. Den Atem fließen lassen, nicht anhalten.

Variation
4 Übung wie oben, aber dazu die Fersen aufstellen und nach unten in den Boden drücken.

Übung 5
Dehnung der Muskeln der Beininnenseite

5 Legen Sie sich auf den Rücken, stellen Sie die Beine auf und setzen Sie die Füße eng zusammen.

● Dann lassen Sie die Knie langsam nach außen sinken und legen die Hände auf die Innenseiten der Oberschenkel.

● Der Atem fließt während dieser Dehnungsübung ganz gelöst. Lassen Sie die Knie noch ein wenig tiefer sinken, indem Sie immer noch mehr loslassen. Versuchen Sie, die Dehnung 30 Sekunden oder mehr zu spüren.

Hinweis: Diese Übung ist weniger empfehlenswert, wenn Sie Probleme mit den Hüftgelenken bzw. eine Hüftprothese haben.

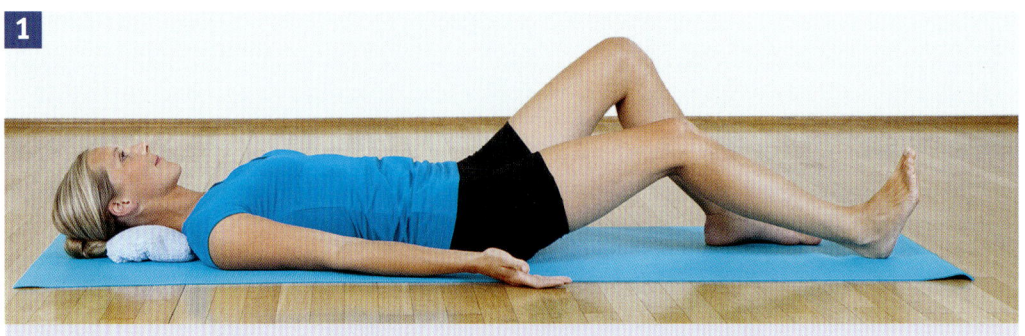

Übung 6
Kräftigung der Kniebeugemuskulatur

1 Legen Sie sich auf den Rücken und stellen Sie die Beine im 90-Grad-Winkel auf, sodass die Füße und Knie hüftbreit auseinanderstehen und auf einer Linie liegen.
● Schieben Sie nun sehr langsam und in gerader Linie die rechte Ferse am Boden nach vorne und ziehen Sie sie wieder langsam in Richtung Gesäß zurück. Üben Sie dann ebenso langsam mit dem anderen Bein.

Variation
Legen Sie ein Tuch unter die Ferse des Bewegungsbeins, drücken Sie die Ferse dann nach unten und schieben Sie sie auf dem Tuch nach vorne und wieder zurück.

Übung 7
Kräftigung der Kniebeugemuskulatur

2 Legen Sie sich auf den Rücken und platzieren Sie die Arme seitlich neben sich, wobei die Handflächen nach oben zeigen.

● Ziehen Sie beide Knie im 90-Grad-Winkel zum Bauch. Legen Sie einen Ball dazwischen.
● Ziehen Sie dann im Wechsel das rechte und linke Knie einige Zentimeter zu sich her. Der Ball rollt bei dieser Bewegung leicht mit. Achten Sie darauf, dass die Unterschenkel dabei parallel zum Boden bleiben.

Variation
Ausgangsstellung wie oben; dann wie bei Übung 4 den Ball mit den Knien zusammendrücken und wieder locker lassen.

Übung 8
Dehnung der hinteren Beinmuskulatur

3 Legen Sie sich auf den Rücken und stellen Sie die Beine im 90-Grad-Winkel auf.
● Ziehen Sie dann das rechte Knie in Richtung Bauch und legen Sie die Hände hinter den Oberschenkel.
● Schieben Sie nun die Ferse langsam in Richtung Decke, bis ein Zuggefühl entsteht; den Vorfuß bewusst nach unten ziehen. Halten Sie die Dehnung etwa 20 Sekunden.

● Dann das gestreckte (nicht überstreckte) Bein in Richtung Körper ziehen; weitere 20 Sekunden aushalten. Im Wechsel mit dem anderen Bein üben.

Variation

Wie oben, jedoch ein zusammengefaltetes Handtuch oder ein zusammengelegtes Thera-Band® hinter den Oberschenkel des Spielbeins legen. Halten Sie das Band mit beiden Händen seitlich fest. Dann die Ferse in Richtung Decke schieben und die Dehnung etwa 20 Sekunden lang halten.

Übung 9

Stretching: Kräftigung und Dehnung der Beinrückseite

4 Legen Sie sich auf den Rücken und stellen Sie die Beine im 90-Grad-Winkel auf.
● Ziehen Sie dann das rechte Knie zum Bauch und legen Sie ein Thera-Band® über den rechten Vorfuß. Spannen Sie das Thera-Band® und halten Sie es seitlich Ihres Körpers mit den Händen fest.
● Strecken und beugen Sie das Bein gegen den Widerstand des Thera-Bandes® im fließenden Wechsel; etwa 30 Sekunden.
● Halten Sie das Bein dann gestreckt nach oben und ziehen Sie den Vorfuß mit dem Thera-Band® nach unten und gleichzeitig das Bein in Richtung Körper.
● Die Dehnung etwa 30 Sekunden lang halten, dann das Bein abstellen und mit dem anderen Bein üben.

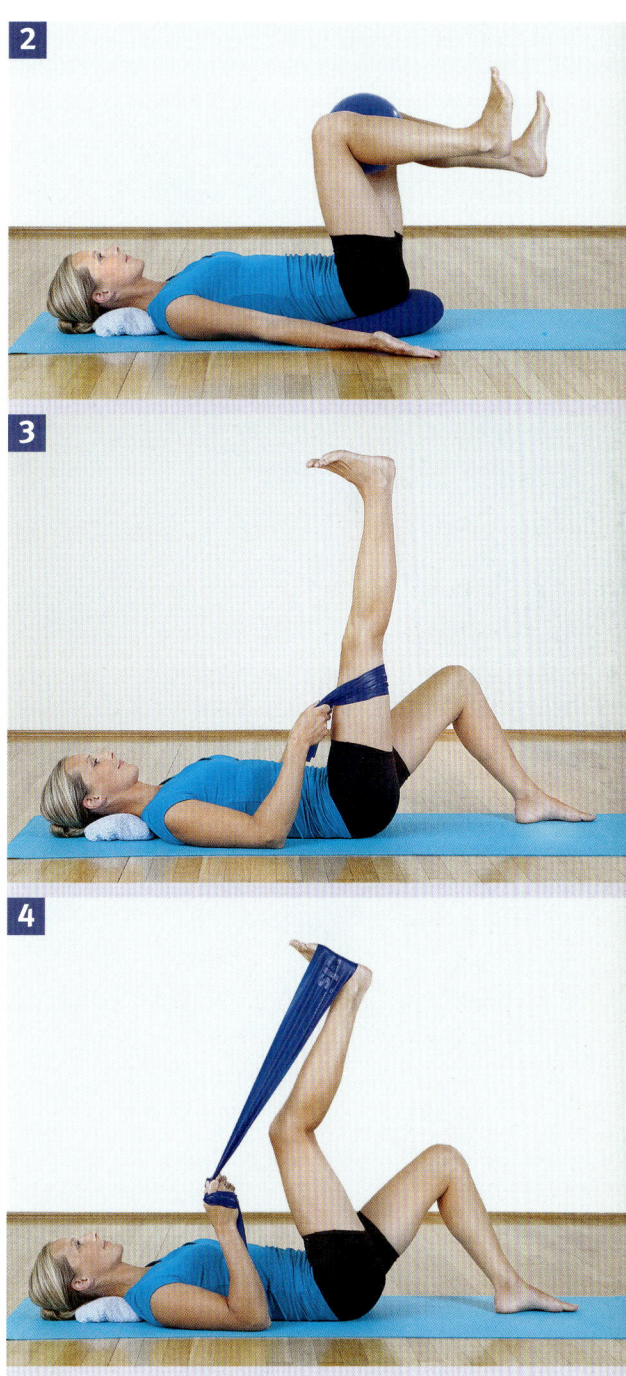

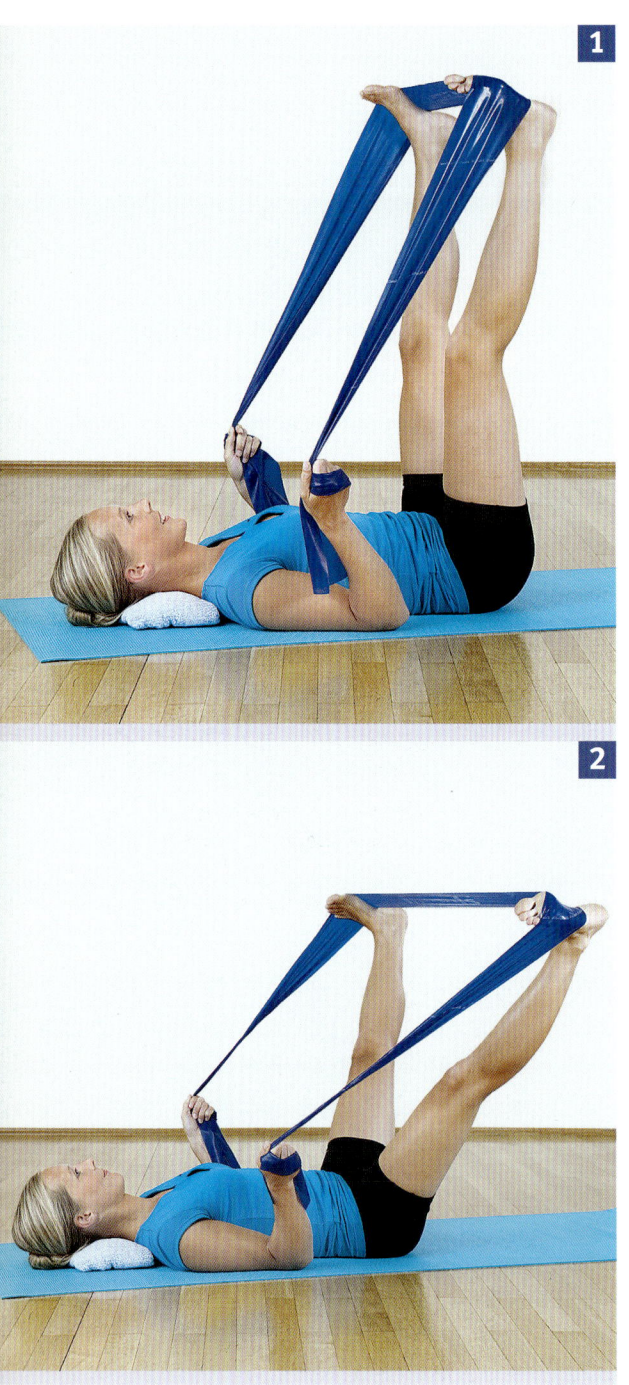

Übung 10
Kräftigung der Beinaußenseite

1 Legen Sie sich auf den Boden und stellen Sie beide Beine im 90-Grad-Winkel auf.

● Legen Sie dann ein Thera-Band® über beide Fußsohlen und strecken Sie die Beine nach oben in Richtung Decke. Die Füße sind hüftbreit auseinander und die Fußspitzen zeigen nach vorne in Richtung Körper. Die Fußspitzen dürfen außerdem ganz leicht nach außen zeigen, sollten aber in einer Linie mit den Knien bleiben. Achten Sie außerdem darauf, dass die Kniegelenke nicht völlig durchgestreckt sind, sondern leicht gebeugt bleiben.

● Federn Sie nun beide gestreckten Beine minimal nach außen und wieder zurück; etwa 30–60 Sekunden, dann die Beine wieder abstellen und kurz ausruhen.

Übung 11
Dehnung der Beininnenseiten

2 Legen Sie sich auf den Boden und ziehen Sie wieder beide Knie zuerst zum Bauch.

● Legen Sie das Thera-Band® über die Vorfüße und strecken Sie dann die Beine nach oben in Richtung Decke; die Fußgelenke sind nach vorne gebeugt.

● Dann die Beine innerhalb des Thera-Bandes® so weit wie möglich nach außen grätschen und diese Dehnung 30 Sekunden lang halten.

● Dann die Beine wieder schließen, senken und aufstellen. Der Dehnung einen Moment nachspüren, dann das Ganze wiederholen.

Stichwortverzeichnis

Empfehlenswerte Literatur

- Grifka, Joachim: Die Knieschule. Rowohlt Verlag, Reinbek, 2006
- Merk, Joachim/Horstmann, Thomas: Knie aktiv. Hirzel Verlag, Stuttgart, 2008
- Theodosakik, Jason/Adderly, Brenda/Fox, Barry: Die Arthrose-Kur. Goldmann Verlag, München, 2000

Hilfreiche Adressen

- Arthrose-Liga e.V.
  Kaiser-Karl-V.-Allee 3
  93077 Bad Abbach
  www.arthroseliga.de

- Deutsche Arthrose-Hilfe e.V.
  Postfach 11 05 51
  60040 Frankfurt
  www.arthrose.de

- Deutsche Rheuma-Liga e.V.
  Bundesverband
  Maximilianstraße 14
  53111 Bonn
  Tel.: 02 28/766 06 11
  www.rheuma-liga.de

- FeelGood-Shop.com
  Dies ist ein Online-Shop für natürliche Nahrungsergänzungsmittel. Im großen Sortiment finden sich auch viele Mittel (wie beispielsweise Glucosamin) gegen Arthrose, Arthritis und andere Gelenkbeschwerden von geprüften Herstellern. Infos unter: www.feelgood-shop.com oder Tel.: 008 00/87 24 56 22 (kostenlose Hotline)

Über die Autorin

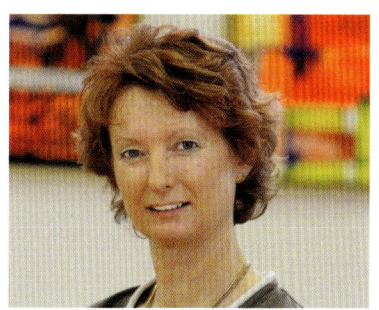

Heike Höfler ist staatlich geprüfte Sport- und Gymnastiklehrerin. Ihre Kenntnisse stützen sich auf jahrelange Berufserfahrung als Gymnastiklehrerin an der Waldeck-Klinik in Bad Dürrheim sowie als Leiterin von speziellen Rückenschul- und Atemgymnastikkursen. Seit 2002 arbeitet sie als selbstständige Gymnastiklehrerin und hält Kurse u.a. für Krankenkassen und andere größere Institutionen.

Heike Höfler hat bereits zahlreiche Bücher mit Übungsprogrammen zu den Themen Schwangerschaft, Rückbildung, Beckenboden, Atmung und Rückenschule veröffentlicht.

Bibliografische Information der Deutschen Nationalbibliothek

Die Deutsche Nationalbibliothek verzeichnet diese Publikation in der Deutschen Nationalbibliografie; detaillierte bibliografische Daten sind im Internet über http://dnb.d-nb.de abrufbar.

BLV Buchverlag GmbH & Co. KG
80797 München

© 2010 BLV Buchverlag GmbH & Co. KG, München

Bildnachweis:
alle Fotos Claudia Reiter
Grafiken: Jörg Mair, München

Umschlagfotos: Fotoatelier Claudia Reiter

Lektorat: Maritta Kremmler, Marion Ónodi
Herstellung: Ruth Bost
DTP: Satz+Layout Peter Fruth GmbH, München

Gedruckt auf chlorfrei gebleichtem Papier

Printed in Germany
ISBN 978-3-8354-0621-6

Hinweis
Das vorliegende Buch wurde sorgfältig erarbeitet. Dennoch erfolgen alle Angaben ohne Gewähr. Weder Autorin noch Verlag können für eventuelle Nachteile oder Schäden, die aus den im Buch vorgestellten Übungen und Informationen resultieren, eine Haftung übernehmen.

Für einen schmerzfreien Rücken

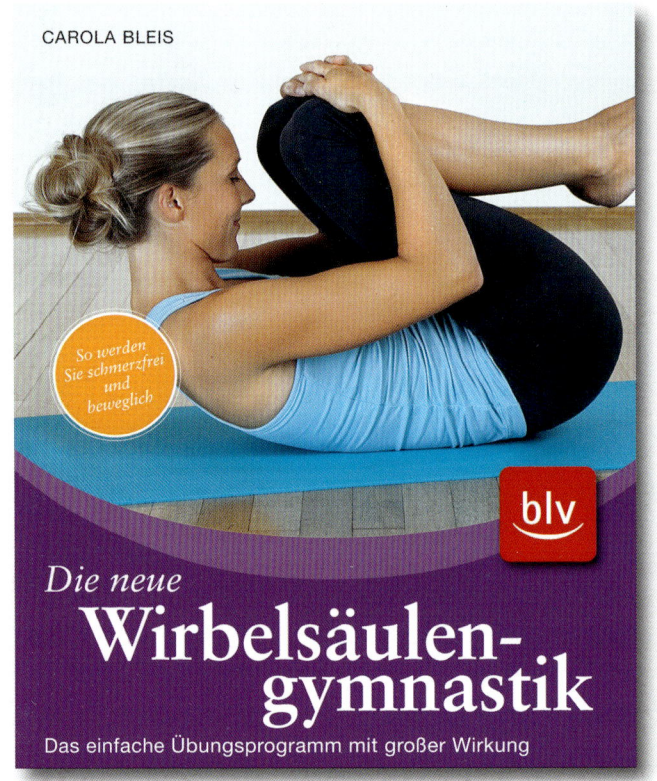

Carola Bleis
Die neue Wirbelsäulengymnastik
Zum Vorbeugen und Lindern bereits vorhandener Beschwerden:
einfache Übungen, die wirklich helfen · Zur Muskelkräftigung, zur
Steigerung der Beweglichkeit von Wirbelsäule und Gelenken, zur Ent-
spannung · Kurzprogamme für den Alltag, für Eilige und fürs Büro.
ISBN 978-3-8354-0657-5

Bücher fürs Leben.